Guide pratique de diététique familiale

Collection « médicale et paramédicale »

Titres déjà parus dans la collection

« **MÉDICALE ET PARAMÉDICALE** »

Académie de médecine traditionnelle chinoise (Pékin) : **Précis d'acupuncture chinoise.**

Docteur Christian Agrapart : **Guide thérapeutique des couleurs.**

Docteur Jacques Amoyel : **Acupuncture, le défi par l'aiguille.**

Marcel Bernadet : **La Phyto-aromathérapie pratique.**

Docteurs Daniel Berthier et Jean-Jacques Jouanny : **Guide pratique d'homéopathie pour tous.**

Docteur Claude Binet : **L'Homéopathie pratique.**

Docteur Claude Binet : **Thérapeutique homéopathique.**

— *Tome I :* de « Abcès » à « Hystérie ».

— *Tome II :* de « Ichtyose » à « Zona ».

Docteur Claude Binet : **Lexique médical homéopathique.**

Docteur Claude Binet : **Vitamines et vitaminothérapie.**

Docteur Claude Binet : **Oligo-éléments et oligothérapie.**

Docteur Yves-J. Charles et Jean-Luc Darrigol : **Guide pratique de diététique familiale.**

Docteurs Serge Hosana, Jacques Le Coz, Gérard Médioni et Jean-Claude Pichard : **Mésothérapie, médecine de pointe.**

Guy Roulier : **L'Ostéopathie : deux mains pour vous guérir.**

Guy Roulier : **Les Huiles essentielles pour votre santé.**

Docteur Yves J. CHARLES
et Jean-Luc DARRIGOL

Guide pratique de diététique familiale

Composition des aliments (vitamines, sels minéraux, oligo-éléments, protides, lipides, glucides...). Valeurs caloriques. Compléments alimentaires naturels et index thérapeutique.

Dessins Marie-Claude Blache

21e mille

Éditions Dangles

18, rue Lavoisier
45800 ST-JEAN-DE-BRAYE

L'AUTEUR :

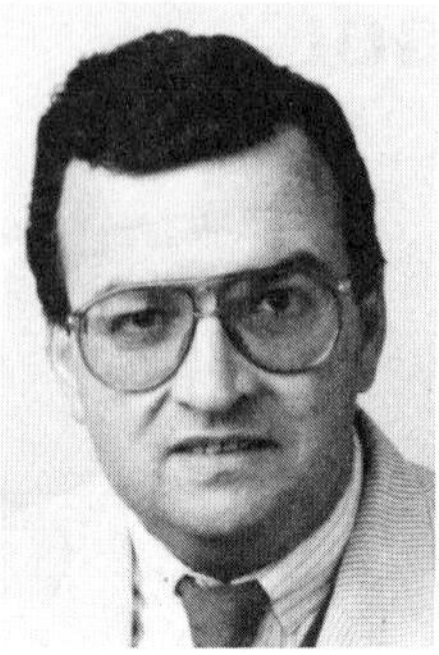

Né en 1944 à Villenave-d'Ornon (Gironde), Jean-Luc Darrigol achève ses études supérieures à la Sorbonne puis à la Faculté des lettres et sciences humaines de Lyon où il obtient une licence ès lettres et un diplôme d'Études supérieures de géomorphologie. Il enseigne ensuite durant sept années à l'École franco-canadienne de Sainte-Foy-lès-Lyon.

En 1971, il fonde l'A.C.R.N. (Association pour la connaissance et le respect de la nature). Président de cette association très active, il organise dans toute la France une exposition itinérante d'un grand retentissement : « La Nature en péril. » Conférencier infatigable, il se bat inlassablement pour défendre et promouvoir l'écologie et les médecines douces.

Parfait autodidacte doté d'une mémoire exceptionnelle, il étudie et accumule une impressionnante collection de plusieurs milliers de livres sur les médecines douces, les plantes médicinales, les matières médicales, les vieux remèdes de tradition populaire (français et étrangers), l'hygiène de vie, la diététique.

Il est lui-même auteur de plusieurs livres (publiés aux Éditions Dangles) relatifs à l'hygiène de vie, à la diététique et aux méthodes naturelles de santé, visant à l'information pratique et concrète du grand public non médical.

En 1980, il devient directeur de la collection « *Santé naturelle* » aux Éditions Dangles, collection comportant plus de 50 titres à ce jour.

Sa vie professionnelle est donc, depuis longtemps déjà, totalement axée vers la promotion des méthodes naturelles de santé sous toutes leurs formes.

Autres ouvrages de Jean-Luc Darrigol :

Les Céréales pour votre santé. Propriétés et usages diététiques et thérapeutiques des céréales complètes, du germe de blé et du son (Éditions Dangles).

Le Miel pour votre santé. Propriétés thérapeutiques du miel, du pollen, de la gelée royale et de la propolis (Éditions Dangles).

Traitements naturels de la constipation. Une affection concernant une femme sur deux et un homme sur cinq ! (Éditions Dangles).

Santé et beauté de vos cheveux. Soins et traitements naturels des cheveux et du cuir chevelu (Éditions Dangles).

Docteur Yves J. CHARLES :

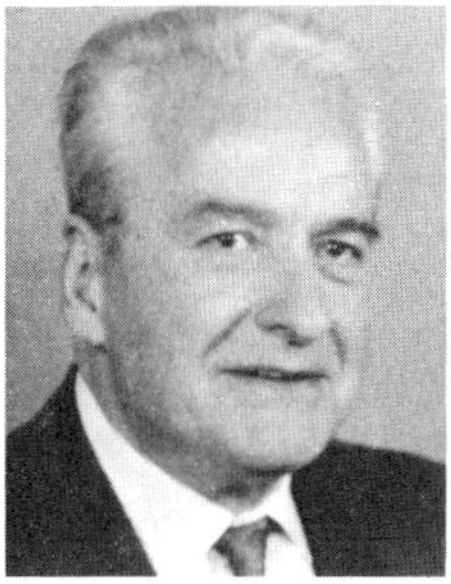

Né en 1928, docteur en médecine de la Faculté de Lyon, ancien externe des hôpitaux de Lyon.
Dès sa première année d'études de médecine, il rencontre l'homéopathie avec son futur maître, le docteur Charles Rousson et M. Jean Boiron (Laboratoires homéopathiques Boiron).

Il sera l'un des premiers diplômés de l'Institut national homéopathique en 1956. Parallèlement, il étudie l'acupuncture et les manipulations vertébrales au G.R.T.M. (Paris). Mais la diététique lui apparaît très vite comme l'un des piliers essentiels de la santé.

En 1961, il devient professeur au Centre d'enseignement homéopathique de Lyon (C.E.H.L.), dont il assumera la présidence à partir de 1971, présidence sous laquelle le C.E.H.L. apparut comme la plus importante école d'homéopathie en France, passant de 22 élèves en 1971 à plus de 500 dix années plus tard.

1971 : médecin de l'hôpital Saint Luc de Lyon.

1974 : il est nommé vice-président de l'École française d'homéopathie.

Depuis 1976, il est chargé de cours d'homéopathie à l'Université de Lyon.

Le docteur Charles a toujours défendu le concept d'une médecine holistique qui doit considérer le malade dans son intégralité somato-psychique et savoir allier l'Art de vivre à l'Art de soigner.

Ce *Guide pratique de diététique familiale* est le fruit d'une collaboration entre un médecin toujours en quête de la meilleure médecine et un écrivain passionné de méthodes naturelles de santé ; il constitue une synthèse de l'art thérapeutique et de l'art de bien manger (donc de bien vivre), deux composantes indispensables d'une santé véritable.

A Dany, mon épouse
Y.J.C.

A Monique et Charles Legrand
J.-L.D.

ISSN : 0244-3023
ISBN : 2-7033-0315-7

Table des matières

Deuxième partie :

VALEUR CALORIQUE DES ALIMENTS

Troisième partie :

LES COMPLÉMENTS ALIMENTAIRES NATURELS

Quatrième partie :

INDEX THÉRAPEUTIQUE DES COMPLÉMENTS ALIMENTAIRES

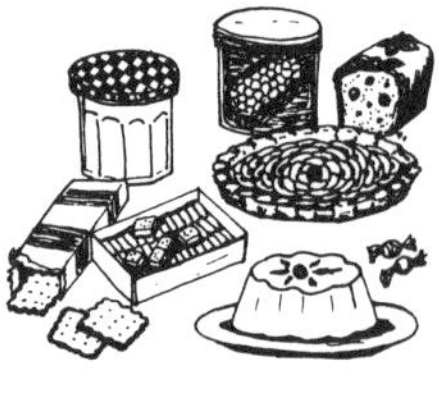

Introduction

« *Mon fils manque de fer* » m'a dit le médecin ;
« *Pour aider à la consolidation de ma fracture, il me faudrait beaucoup de calcium* » ;
« *Je devrais prendre du magnésium...* » ;
« *Je devrais donner de la vitamine D à ma fille...* ».

Nous avons bien souvent entendu de telles phrases, et bien d'autres dans le même style.

Nous avons parfois conscience d'une carence, d'un besoin particulier ; notre organisme nous interpelle. A travers nos lectures (livres, articles de presse), les émissions de radio ou de télévision, nous mémorisons souvent inconsciemment un certain nombre d'informations et un jour, brutalement, notre corps transmet un message à notre cerveau qui donne son diagnostic en fonction de toutes ces informations glanées à droite et à gauche. Et l'on prend ainsi conscience que « l'on manque de fer » ou que « l'on devrait prendre du magnésium ».

Que faisons-nous alors ? L'alternative est simple :

— Ou bien nous consultons un médecin pour avoir confirmation de ce que l'on suppose, faire des analyses puis prendre des médicaments.

— Ou bien — et c'est ce qui se passe le plus souvent — nous cherchons dans notre alimentation les aliments qui conviennent le mieux, qui apporteront l'élément nutritif dont nous avons besoin.

Au premier abord, pour le fer cela ne semble pas très compliqué. L'imagerie populaire nous a donné Popeye et ses épinards miracle ; nous allons donc consommer plus d'épinards et tout sera joué ! Mais le premier moment d'euphorie passé, il y a la réalité : on ne peut raisonnablement manger des épinards tout au long de la journée ; au petit déjeuner, les épinards ce n'est pas bien fameux !

On pense alors qu'il se trouve bien du fer dans autre chose... mais dans quoi ? On se précipite dans sa bibliothèque, dans une librairie... et on cherche. On finit en général par tomber sur une table de composition des aliments, en annexe à la fin d'un livre, mais les ennuis ne font que commencer : un véritable « parcours du combattant » est engagé. La table de composition des aliments est à peu près illisible : des caractères minuscules, des colonnes à n'en plus finir entre lesquelles on se perd... Par malheur, c'est souvent disposé sur une double page et le « fer » (on suppose que la colonne « Fe » est bien celle du fer, car il n'y a rien d'indiqué en clair et ce ne sont que symboles chimiques à décrypter) est donc sur la page de droite, très loin de la colonne des aliments située à l'extrémité de la page de gauche. Le temps, pour les yeux, d'aller d'une colonne à l'autre et on risque fort de se perdre ; à l'arrivée dans la colonne « fer » on n'est déjà plus sûr d'être dans la colonne « épinard » ; on vérifie trois fois que l'on est bien dans les « épinards » et non dans les « endives » ou « l'estragon » qui l'entourent. On obtient enfin un chiffre : 3,6. Ouf ! C'est rassurant. Mais que signifie 3,6, chiffre magnifiquement abstrait. On cherche un moment entre les grammes, les milligrammes, les microgrammes, les unités internationales... Ça y est, on a tout compris : dans 100 g d'épinards il y a 3,6 g de fer.

On ne cherche pas à mener plus avant nos investigations... et on court acheter des épinards, acide oxalique et nitrates compris, puis on passe à autre chose ; on s'est « passé » son envie de fer.

Tout cela est à peine caricatural... et triste car, finalement, l'information essentielle n'a pas été trouvée (quels sont les aliments contenant le plus de fer ?) et l'on n'a rien changé à son comportement alimentaire.

Il nous a semblé qu'un livre clair et pratique manquait dans le domaine de la diététique : un **outil de santé,** un livre simple avec un minimum de textes mais un maximum d'informations chiffrées, facile à consulter, dans lequel on puisse aisément se retrouver. Un livre grâce auquel, si on cherche à manger du fer, on puisse aller directement à la page « fer » où l'on ne parle que du fer et où l'on apprendra, grâce au tableau des aliments contenant du fer (sur 2 colonnes seulement, en caractères parfaitement lisibles et par ordre décroissant), que les épinards vers lesquels on se sentait spontanément attiré ne viennent qu'en 24e position, loin derrière le cacao, le soja, le germe de blé, le persil ou les lentilles ! Un livre où l'on verra encore que les épinards, riches en acide oxalique et en nitrates, ne sont finalement pas vraiment recommandables. Un livre qui vous fera alors remplacer le café du matin par du cacao (placé en tête de liste), qui vous fera acheter du germe de blé ou d'autres compléments alimentaires riches en fer.

Un livre qui vous aura rendu véritablement **service** par une information claire, rapide, efficace.

Voilà quel a été notre objectif en réalisant ce livre : vous fournir un véritable **outil de santé** divisé en 4 grandes parties.

En **première partie,** nous indiquons la teneur des aliments en protéines, acides aminés essentiels, glucides, lipides, protides, acides gras polyinsaturés, eau, fibres, vitamines, sels minéraux et oligo-éléments, ainsi que leur teneur en acide urique, acide oxalique, cholestérol, caféine et nitrates, sans oublier les aliments acidifiants et alcalinisants ni les effets du raffinage sur la valeur nutritive.

La **seconde partie** est consacrée aux valeurs caloriques et là nous innovons : c'est la première fois dans l'édition française qu'un livre permet d'entrer de trois manières différentes dans une table des calories. Nous avons en effet établi trois tables des calories différentes (trois « clefs ») :

— Valeurs caloriques classées par catégories d'aliments.

— Valeurs caloriques classées par ordre décroissant.

— Valeurs caloriques classées par ordre alphabétique d'aliments.

Par le biais de l'une ou l'autre de ces trois tables, chacun sera ainsi à même de trouver **exactement** et **immédiatement** ce qu'il recherche ; c'est le but d'un véritable **outil de santé.**

La **troisième partie** traite des propriétés et des indications thérapeutiques des principaux compléments alimentaires diététiques, véritables « alternatives naturelles » aux carences de notre alimentation raffinée, privée de ses éléments nutritifs essentiels. Sans jamais citer de noms de marques (nous tenons à notre totale indépendance vis-à-vis de tous les laboratoires et producteurs), nous vous informons clairement et complètement sur tous ces produits indiqués dans la majorité des affections chroniques.

La **quatrième partie** est un index concernant l'utilisation thérapeutique de ces compléments alimentaires, index classé par affections. Encore une fois, c'est l'aspect **pratique** qui a guidé nos choix : la consultation fréquente d'un tel index est d'une grande simplicité, d'une parfaite clarté. C'est, là encore, un véritable outil.

Enfin, en **annexe,** nous donnons les informations que les consommateurs sont en droit de connaître sur les additifs alimentaires (colorants, conservateurs, antioxydants, agents de texture...). Ces additifs font aujourd'hui intimement partie de notre alimentation puisqu'ils sont systématiquement ajoutés au cours de la préparation et du conditionnement industriels ; nous les absorbons donc « de force » et il est bon de les connaître, car « *mieux vaut prévenir que guérir* ».

Ainsi conçu, nous espérons que ce livre deviendra un utile compagnon qui vous aidera à améliorer chaque jour votre diététique personnelle, votre hygiène de vie, votre santé. N'oublions pas la phrase du professeur Jean Rostand : « *Tout menu est une ordonnance* » ; ce guide vous permettra de composer de véritables « menus alternatifs » sur la base d'une alimentation diversifiée répondant à vos besoins organiques réels : ni trop, ni trop peu, sans carences.

Et parce que la vie quotidienne nous impose de multiples contraintes et que, parfois, notre organisme se dérègle, apprenez à « réparer » vous-même les « pannes » ou les « mauvais réglages » ; devenez le véritable « mécanicien » de votre corps grâce à l'**outil** que vous avez maintenant entre les mains.

PREMIÈRE PARTIE

La composition des aliments

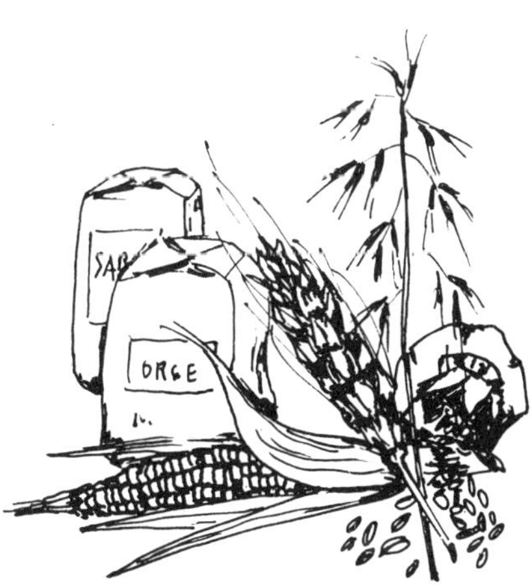

CHAPITRE I

Les protéines

André Passebecq (1) a tout dit en une phrase : « *Les protéines sont les briques de notre organisme.* » Ce sont les matériaux de construction de notre corps ; elles sont présentes dans toutes les cellules dont elles sont un constituant obligatoire. Les organismes les plus simples (microbes ou virus) sont pratiquement limités à une volumineuse masse protéique.

En constituant la substance de nos tissus, les protéines permettent à la fois la croissance des enfants et la régénération cellulaire des adultes, en reformant les cellules mortes et en réparant l'usure normale des tissus au fur et à mesure de leur vieillissement. La molécule des protéines est une juxtaposition de plusieurs substances azotées appelées **acides aminés**. La moitié de ces acides aminés ne pouvant pas être synthétisée par l'organisme, ils sont dénommés **acides aminés essentiels**.

Nos différents tableaux qui suivent vous indiquent les aliments particulièrement riches en acides aminés essentiels, de façon à orienter le choix de vos protéines prioritairement vers eux.

Les protéines de notre alimentation sont de deux provenances :

— **Animale :** viande, poisson, lait, fromage, œuf.

— **Végétale :** céréales complètes, légumineuses, fruits secs.

Là encore, nos tableaux vous guideront dans votre choix.

---

1. Dr André Passebecq : *Votre santé par la diététique et l'alimentation saine* (Éditions Dangles).

Ce sont certains sucs digestifs (pepsine, trypsine, érepsine) qui permettent une fragmentation des protéines en acides aminés pendant la digestion, ceux-ci franchissant ensuite la barrière de la muqueuse intestinale. Il faut noter que la dégradation métabolique des protéines fournit une quantité assez importante de déchets azotés toxiques pour l'organisme (dont l'acide urique) qui surchargent le foie et les reins s'ils sont en excès et qui provoquent toutes sortes de maladies dues à « l'encrassement » des tissus, dont les rhumatismes.

Pour les protéines, une conclusion s'impose donc : **ni trop** (risque de toxémie), **ni trop peu** (carence préjudiciable à la régénération cellulaire).

Faites le bon choix parmi les protéines, en vous aidant de nos tableaux et en équilibrant leur origine (animale/végétale). D'autre part, nous vous conseillons de lire l'excellent livre de Daniel Chernet : *Les Protéines végétales* (Éditions Dangles).

*
* *

1. Teneur des aliments en protéines

Teneur en protéines des viandes (en g/100 g) :

Viande de bœuf (moyenne)	20	**Charcuteries :**	
Viande de veau (moyenne)	19	Gélatine	86
Viande de mouton (moyenne)	17	Boudin	25
Viande d'agneau (moyenne)	17	Salami	24
Viande de porc (moyenne)	16	Rillettes	21
Abats :		Jambon cuit	20
Foie (moyenne)	19	Saucisson	20
Cœur (moyenne)	15	Chair à saucisse	15
Rognons (moyenne)	15	Pâté de foie	12
Cervelle (moyenne)	10		

Teneur en protéines des poissons (en g/100 g) :			
Thon	27	Brochet	18
Sardine	21	Tanche	18
Anchois	20	Colin	17
Raie	20	Hareng	17
Esturgeon	20	Daurade	17
Saumon	20	Églefin	17
Maquereau	19	Cabillaud	16
Carpe	19	Merlan	16
Perche	19	Brème	16
Grondin	18	Turbot	16

Teneur en protéines des coquillages et crustacés (en g/100 g) :			
Bigorneau	20	Homard	16
Palourde	18	Coquille Saint-Jacques	15
Buccin	17	Moule	12
Crabe	17	Coque	10
Crevette	17	Huître	9

Teneur en protéines des volailles (en g/100 g) :			
Pigeon	22	Lapin	20
Gibier	22	Dinde	20
Poulet	20	Oie	16

Teneur en protéines des produits laitiers (en g/100 g) :			
Lait entier	3,50	Fromages blancs (à 40 %, 20 % et 0 % de M.G.)	8,00
Lait 1/2 écrémé et écrémé	3,50	Petit-suisse	10,00
Crème	3,00	Beurre	0,50
Yaourt (entier ou maigre)	5,00		

Teneur en protéines des fromages (en g/100 g) :			
Comté	30	Cantal	22
Gruyère	29	Roquefort	22
Hollande (fromage de)	29	Munster	21
Emmenthal	28	Chèvre	20
Livarot	27	Camembert	19
Bleu de Bresse	24	Crème de gruyère	18
Saint-paulin	24	Brie	17
Pont-l'évêque	23		

Teneur en protéines des légumes (en g/100 g) :			
Soja en grains	30	Pois cassé	22
Lentille	25	Haricot blanc	21
Pois chiche	24		
Tous les légumes autres que les légumes secs entre 1 et 2,5			

Teneur en protéines des céréales et dérivés (en g/100 g) :			
Blé complet en grains	13	Riz complet	8
Farine de blé complète	12	Orge perlé	8
Avoine en grains	12	Pain blanc	7
Farine d'avoine	12	Riz blanc	7
Orge en grains	11	Pain de seigle	7
Farine d'orge	11	Pâte complète	12
Seigle et farine de seigle	11	Semoule de blé	10
Pain complet	10	Pâte blanche	10
Farine de blé blanche	10	Biscotte	9
Sarrasin en grains	10	Pain d'épice	8
Farine de sarrasin	10	Petit-beurre	6
Maïs en grains	9	Madeleine	5
Farine de maïs	8	Gluten (de blé ou de riz)	80

Teneur en protéines des fruits (en g/100 g) :			
Arachide	23,00	Figue sèche	4,00
Pistache	21,00	Pêche sèche	3,00
Noix de cajou	19,00	Pruneau	2,50
Noix	19,00	Raisin sec	2,50
Amande	15,00	Datte	2,00
Pignon de pin	12,00	Pomme sèche	2,00
Abricot sec	4,50	Poire sèche	2,00
Tous les fruits, autres que les oléagineux et les secs			entre 0,1 et 1

Teneur en protéines des sucreries (en g/100 g) :			
Sucre blanc	0,00	Confitures	0,20
Sucre roux	0,00	Chocolat noir	2,00
Bonbons	0,00	Poudre de cacao	19,00
Toutes les autres sucreries			de 0 à 0,5

Teneur en protéines des autres aliments (en g/100 g) :			
Œufs :		**Corps gras :**	
Œuf entier	13,00	Huile	0,00
Jaune d'œuf	17,00	Beurre	0,50
Blanc d'œuf	11,00	Margarine	0,00
		Mayonnaise	1,50
Boissons :			
Toutes les boissons			de 0 à 0,5 (vin : 0,1 ; bière : 0,3...)

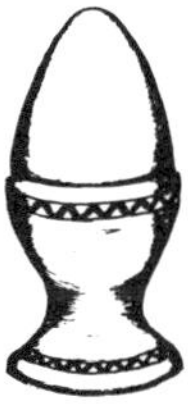

2. Teneur de certains aliments en acides aminés essentiels

Besoins journaliers en acides aminés essentiels (en mg/jour) :			
Isoleucine	700	Phénylalanine	950
Leucine	950	Thréonine	500
Lysine	800	Tryptophane	200
Méthionine	600	Valine	850

Ces acides aminés essentiels sont indispensables à l'organisme et non synthétisables par celui-ci. Nous avons choisi 15 aliments parmi les plus riches en protéines et les tableaux suivants vous indiquent, à titre d'exemple, leur teneur en acides aminés essentiels (en mg/100 g).

Isoleucine (en mg/100 g) :			
Gruyère	1 900	Œuf	800
Cantal	1 500	Amande	750
Soja	1 300	Viande de porc	700
Noix	1 100	Fromage blanc	600
Viande de bœuf	1 000	Pain complet	475
Viande de veau	1 000	Riz complet	300
Haricot	975	Lait	200
Poisson	900		

Méthionine (en mg/100 g) :			
Gruyère	800	Noix	300
Viande de bœuf	500	Viande de porc	300
Amande	450	Haricot	200
Cantal	450	Pain complet	200
Viande de veau	400	Fromage blanc	200
Œuf	400	Riz complet	150
Poisson	400	Lait	85
Soja	300		

Leucine (en mg/100 g) :			
Gruyère	3 000	Amande	1 300
Soja	2 000	Œuf	1 100
Cantal	2 000	Viande de porc	1 000
Noix	1 700	Riz complet	950
Haricot	1 600	Fromage blanc	900
Viande de bœuf	1 500	Pain complet	475
Viande de veau	1 400	Lait	300
Poisson	1 400		

Lysine (en mg/100 g) :			
Gruyère	2 500	Noix	950
Cantal	2 100	Œuf	900
Soja	1 700	Fromage blanc	700
Viande de bœuf	1 600	Amande	450
Viande de veau	1 600	Pain complet	300
Poisson	1 500	Riz complet	250
Haricot	1 500	Lait	200
Viande de porc	1 200		

Phénylalanine (en mg/100 g) :			
Soja	2 400	Poisson	700
Gruyère	2 000	Œuf	700
Haricot	1 500	Fromage blanc	650
Cantal	1 400	Viande de porc	600
Amande	1 000	Pain complet	550
Noix	900	Riz complet	400
Viande de bœuf	800	Lait	160
Viande de veau	800		

Thréonine (en mg/100 g) :			
Soja	1 000	Viande de porc	600
Gruyère	1 000	Œuf	600
Haricot	950	Fromage blanc	500
Viande de bœuf	900	Amande	500

Thréonine (en mg/100 g) :			
Viande de veau	800	Pain complet	400
Poisson	800	Riz complet	300
Cantal	800	Lait	150
Noix	650		

Tryptophane (en mg/100 g) :			
Gruyère	400	Amande	175
Noix	375	Viande de porc	150
Cantal	300	Poisson	150
Soja	250	Pain complet	150
Viande de bœuf	200	Fromage blanc	140
Viande de veau	200	Riz complet	125
Haricot	200	Lait	45
Œuf	180		

Valine (en mg/100 g) :			
Soja	2 000	Poisson	900
Gruyère	1 900	Œuf	850
Noix	1 200	Viande de porc	700
Amande	1 100	Pain complet	550
Haricot	1 100	Fromage blanc	500
Cantal	1 100	Riz complet	450
Viande de bœuf	1 000	Lait	220
Viande de veau	1 000		

Compléments alimentaires riches en acides aminés essentiels :

— Protéines concentrées.
— Spiruline.
— Miso.
— Filtrat de soja.
— Nuoc-mâm.
— Seitan.
— Tempeh.
— Pollen.
— Levure de bière.
— Gelée royale.

CHAPITRE II

Les lipides

Les lipides sont de deux origines : **animale** (beurre, graisses) et **végétale** (huile) ; leur valeur nutritive dépend de leurs composants appelés acides gras.

Ces acides gras sont dits *essentiels* si l'organisme ne peut pas en faire la synthèse (ils doivent obligatoirement être apportés par les aliments).

Ces acides gras, d'autre part, se subdivisent selon la constitution de leur molécule, en acides gras *saturés* ou *insaturés.* Ils sont insaturés s'ils peuvent se combiner à d'autres éléments grâce à leurs doubles liaisons.

Pour se représenter ce qu'est une double liaison, on peut imaginer un acide gras sous la forme de deux personnes qui se tiennent mutuellement les deux mains. En lâchant une main, elles peuvent agrandir la chaîne et s'unir à deux autres personnes supplémentaires.

On distingue les acides gras *monoinsaturés* (1 double liaison), les di-insaturés (2 doubles liaisons) et les *polyinsaturés* (3 doubles liaisons ou plus). Il résulte de l'insaturation de certains acides gras (et de leur faculté à s'associer à d'autres éléments) une propriété essentielle : ils permettent la solubilité, le transport et l'élimination du cholestérol excédentaire.

Or c'est dans les huiles végétales que l'on trouve ces acides gras polyinsaturés si utiles à la santé (voir nos tableaux suivants). Les acides gras des lipides d'origine animale sont majoritairement saturés. On peut connaître le nombre de doubles liaisons présentes dans les acides gras grâce à l'indice d'iode (voir notre tableau).

L'hydrogénation d'un corps gras consiste à le saturer (avec de l'hydrogène) pour élever sa température de fusion et permettre ainsi sa cuisson à haute température. Fuyez comme la peste les corps gras hydrogénés.

D'ailleurs, d'une façon générale, les corps gras ne gagnent pas à être chauffés (lors de la cuisson des aliments) car ils se décomposent à une certaine température (dite « critique ») avec formation d'un produit toxique : l'acroléine (voir notre tableau).

Les acides gras apportés par les lipides de nos aliments sont absorbés par la muqueuse intestinale et ont deux destinations :

— Soit ils sont utilisés directement par l'organisme pour produire de l'énergie (au même titre que les glucides).

— Soit ils sont stockés, cette mise en réserve constituant les tissus graisseux.

Un gramme de lipides produisant neuf calories en « brûlant », une personne ayant un excès pondéral de 10 kg a donc ainsi 90 000 calories en réserve !

Les lipides ont, entre autre utilité, celle d'être les supports des vitamines liposolubles (A, D, E et K).

Nos besoins en lipides sont très variables en fonction de leur qualité, donc de leur origine. L'ensemble de nos tableaux vous permettra de faire un choix judicieux pour votre santé. Inutile de vous « faire un dessin » : forcez sur les amandes... et ignorez les rillettes !

1. Teneur des aliments en lipides

Teneur en lipides des corps gras (en g/100 g) :			
Huile	99,90	Beurre	81,00
Saindoux	90,00	Mayonnaise	79,00
Margarine	84,00		

Teneur en lipides des œufs (en g/100 g) :			
Jaune d'œuf	32,50	Blanc d'œuf	0,20
Œuf entier	11,50		

Teneur en lipides de la viande et des abats (en g/100 g) :			
Côte de porc	35	Longe de veau	11
Côte d'agneau	30	Quasi de veau	11
Côte de mouton	30	Carré de veau	11
Pied de veau	30	Épaule de veau	10
Carré de porc	30	Rôti de veau	10
Échine de porc	26	**Abats :**	
Épaule de mouton	26		
Palette de porc	25	Langue de bœuf	15
Filet de porc	25	Langue de porc	15
Corned-beef	25	Cœur de mouton	10
Gîte de bœuf	25	Cervelle de veau	10
Culotte de bœuf	25	Cervelle de bœuf	9
Aloyau de bœuf	22	Cervelle de porc	9
Échine de bœuf	21	Cervelle de mouton	9
Gigot d'agneau	20	Cœur de veau	7
Filet de mouton	20	Rognon de bœuf	7
Côte de bœuf	20	Rognon de veau	6
Macreuse de bœuf	18	Cœur de bœuf	6
Palette de bœuf	18	Foie de veau	5
Entrecôte de bœuf	16	Langue de veau	5
Bavette de bœuf	15	Cœur de porc	5
Araignée de bœuf	16	Foie de porc	5
Rond de gîte	14	Ris de veau	4
Onglet de bœuf	13	Foie de bœuf	4
Jarret de veau	12	Rognon de porc	4
Tête de veau	12	Foie de mouton	4
Filet de bœuf	12	Rognon de mouton	3

Teneur en lipides de la charcuterie (en g/100 g) :

Lard	65	Bacon	35
Rillettes	50	Salami	35
Foie gras	45	Cervelas	30
Saucisson	45	Jambon cru	30
Merguez	45	Petit salé	30
Pâté de foie	45	Fromage de tête	30
Pâté de campagne	42	Saucisse de Francfort	30
Boudin	41	Andouillette	25
Saucisse de Toulouse	40	Mortadelle	25
Mousse de foie	40	Jambon cuit	22
Chair à saucisse	40		

Teneur en lipides des poissons (en g/100 g) :

Sardine à l'huile	30,00	Merlan	4,00
Anguille	20,00	Congre	3,00
Hareng	15,00	Grondin	3,00
Thon	14,00	Colin	2,50
Saumon	14,00	Merlu	2,50
Lamproie	13,00	Truite	2,50
Mérou	13,00	Éperlan	2,00
Sardine	10,00	Lieu	2,00
Alose	10,00	Limande	2,00
Anchois	10,00	Sole	2,00
Maquereau	9,00	Rascasse	2,00
Rouget	9,00	Goujon	1,50
Mulet	7,00	Bar	1,00
Carpe	7,00	Baudroie	1,00
Turbot	6,00	Daurade	1,00
Esturgeon	5,00	Lotte	1,00
Barbue	5,00	Raie	1,00
Gardon	4,00	Brochet	1,00
Perche	4,00	Carrelet	0,50
Brème	4,00	Églefin	0,50

Teneur en lipides des volailles (en g/100 g) :			
Oie	32	Poulet	10
Canard gras	30	Lapin	8
Canard	20	Gibier	5
Dinde	18		

Teneur en lipides des coquillages et crustacés (en g/100 g) :			
Palourde	10,00	Homard	1,90
Crabe	3,00	Moule	1,80
Crevette	2,50	Huître	1,20
Bigorneau	2,00	Coquille Saint-Jacques	0,10
Homard	1,90		

Produits laitiers

A propos de la teneur en matières grasses des produits laitiers, il faut savoir que celle indiquée sur les emballages des produits laitiers n'est pas calculée par rapport au produit figurant dans ce conditionnement, mais par rapport à l'**extrait sec** de ce produit, c'est-à-dire après élimination totale de l'eau de constitution du produit.

Prenons un exemple : il y a environ 80 % d'eau dans un fromage blanc, soit pour 100 g de fromage, 20 g d'extrait sec. Quand on lit : « 40 % de matières grasses » cela veut dire qu'il y a, en fait, 40 % des 20 g d'extrait sec, soit 8 g de lipides pour 100 g de ce fromage, et non 40 g comme on pourrait le penser au premier abord.

Cette explication est très importante pour la bonne compréhension du tableau des lipides contenus dans les produits laitiers. Pour les fromages à 0 % de matières grasses, le problème est plus simple : 0 % de 100 g ou 0 % de 20 g cela fait toujours zéro.

Teneur en lipides des produits laitiers (en g/100 g d'extrait sec) :			
Crème	30,00	Lait entier	3,70
Petit-suisse à 60 % de M.G.	20,00	Lait 1/2 écrémé	1,80
Petit-suisse à 40 % de M.G.	10,00	Lait écrémé	0,00
Fromage blanc à 40 % de M.G.	8,00	Yaourt à 0 % de M.G.	0,00
Yaourt	4,50	Fromage blanc à 0 % de M.G.	0,00
Fromage blanc à 20 % de M.G.	4,00		

Teneur en lipides des fromages (en g/100 g) :			
Roquefort	35	Édam	25
Maroilles	35	Gouda	25
Bleu de Bresse	34	Saint-nectaire	25
Emmenthal	33	Camembert	24
Beaufort	30	Mimolette	24
Comté	30	Munster	24
Gruyère	30	Chèvre	23
Cantal	30	Coulommiers	22
Époisses	29	Crème de gruyère	22
Pyrénées	28	Livarot	22
Carré de l'Est	26	Morbier	20
Chester	26		

Teneur en lipides des biscuits (en g/100 g) :			
Madeleine	25	Tarte	10
Macaron	16	Gaufrette	9
Cake	16	Biscuit à la cuillère	7
Sablé	15	Boudoir	4
Petit-beurre	10		

Teneur en lipides des céréales (en g/100 g) :

Farine de sarrasin	2,50	Riz complet	1,50
Blé en grains	2,50	Pain complet	1,20
Farine de seigle	2,00	Pain de seigle	1,00
Farine complète	2,00	Riz blanc	0,90
Orge en grains	2,00	Farine blanche	0,90
Seigle en grains	2,00		

Teneur en lipides des fruits (en g/100 g) :

Noix du Brésil	65,00	Olive verte	20,00
Noix	62,00	Olive noire	15,00
Noisette	60,00	Châtaigne	4,50
Pignon de pin	60,00	Pomme sèche	1,30
Amande	54,00	Poire sèche	1,20
Pistache	54,00	Banane sèche	1,20
Noix de cajou	48,00	Figue sèche	1,10
Arachide	47,00	Abricot sec	1,00
Noix de coco	35,00	Raisin sec	0,90
Avocat	23,00	Autres fruits (tous)	0,1 à 0,70

Teneur en lipides des légumes (en g/100 g) :

Tous les légumes .... de 0,10 à 0,80

Sauf :

Soja en grains	18,00	Haricot blanc en grains	1,50
Pois chiche	5,00	Pois cassé	1,40
Lentille	1,30		

Teneur en lipides des sucreries (en g/100 g) :

Sucre	0,00	Bonbons	0,10
Sirops de fruits	0,00	Confitures	0,10
Miel	0,10	Chocolat noir	30,00
Mélasse	0,10	Chocolat au lait	34,00

Teneur en lipides des boissons (en g/100 g) :			
Vins	de 0 à 0,10	Sodas	de 0 à 0,10
Bières	de 0 à 0,10	Toutes les boissons	de 0 à 0,10

2. Indice d'iode des huiles

L'indice d'iode d'une huile représente la quantité d'iode (exprimée en grammes) qui peut se fixer sur 100 grammes d'une huile. C'est un indice intéressant car il nous renseigne sur le nombre de doubles liaisons des huiles, sur leur degré de « non-saturation ». D'après ce tableau, les huiles les plus saturées sont celles d'arachide, d'olive et de colza ; les moins saturées sont celles de noix, de tournesol et de soja.

Indice d'iode des huiles :			
Arachide	86	Germes de maïs	121
Olive	90	Pépins de courge	122
Colza	101	Carthame	124
Pépins de raisin	106	Soja	130
Sésame	112	Tournesol	132
Germes de blé	115	Noix	145

3. Température critique des huiles

La température critique d'une huile est son seuil de décomposition. C'est la température à partir de laquelle elle se décompose en produits toxiques, dont l'acroléine. Cette acroléine a une action très néfaste sur le foie, et elle serait également cancérigène.

Il ne faut donc jamais chauffer les huiles au-delà de leur température critique.

Température critique des huiles (en degrés Celsius) :			
Noix	140°	Tournesol	170°
Germes de maïs	140°	Olive	210°
Pépins de courge	140°	Arachide	210°
Sésame	150°	**Graisses végétales :**	
Pépins de raisin	150°	Coprah	220°
		Palme	230°

*
* *

4. Teneur des huiles en acides gras insaturés

Acide linoléique : acide gras essentiel di-insaturé.
Acide linolénique : acide gras essentiel polyinsaturé.
Acide oléique : acide gras non essentiel monoinsaturé.

Teneur des huiles en acide linoléique (en pourcentage) :			
Carthame	70 %	Pépins de courge	45 %
Tournesol	58 %	Sésame	41 %
Soja	55 %	Germes de maïs	40 %
Noix	55 %	Colza	20 %
Pépins de raisin	55 %	Arachide	20 %
Germes de blé	53 %	Olive	7 %

Teneur des huiles en acide linolénique (en pourcentage) :			
Noix	13 %	Sésame	1 %
Colza	8 %	Carthame	1 %
Germes de blé	7 %	Olive	0,5 %
Soja	6 %		

Teneur des huiles en acide oléique (en pourcentage)			
Olive	77 %	Germes de blé	30 %
Arachide	55 %	Tournesol	25 %
Colza	55 %	Noix	25 %
Germes de maïs	45 %	Pépins de raisin	20 %
Pépins de raisin	42 %	Carthame	20 %
Soja	30 %		

Compléments alimentaires riches en acides gras polyinsaturés :

— Huile de bourrache.
— Huile d'onagre.
— Huile de carthame.
— Lécithine de soja.
— Organolysat de poisson.
— Germe de blé.
— Pollen.
— Levure de bière.

5. Teneur des huiles en acide érucique

L'acide érucique est nocif pour la santé. La nouvelle huile de colza en contient 5 %, alors que l'ancienne en renfermait bien davantage.

Toutes les autres huiles ne contiennent pas d'acide érucique.

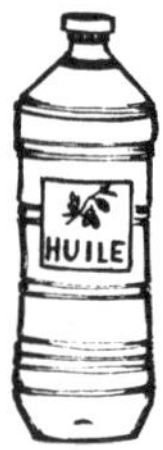

CHAPITRE III

Les glucides

1. Définition des glucides

Les glucides, appelés le plus souvent **sucres**, sont constitués par des molécules d'hydrates de carbone. Selon le nombre de ces éléments, on distingue les **sucres simples** (monosaccharides) et les **sucres composés** (polysaccharides) tel l'amidon. Les sucres simples se trouvent, par exemple, dans les fruits et le miel.

L'amidon se trouve dans les céréales, les légumineuses et les tubercules. Seuls les sucres simples sont absorbés directement par la paroi intestinale. Les sucres composés doivent être préalablement fragmentés pendant la digestion, par l'action de sucs digestifs spécifiques dès leur entrée dans le tube digestif (la *ptyaline* contenue dans la salive commence cette dégradation métabolique pendant la mastication dans la bouche).

Les sucres simples issus de cette fragmentation, dont le glucose, franchissent alors la muqueuse de l'intestin. Transportés par le sang jusqu'au foie, le glucose se transforme alors en *glycogène* qui constitue la source de l'énergie indispensable au fonctionnement des cellules et à l'activité du corps, et en particulier aux muscles dont le fonctionnement exige une quantité notable d'énergie.

Si nous manquons de sucre, notre organisme peut tirer l'énergie dont il a besoin dans l'oxydation des graisses qu'il a en réserve. Nous devons donc ajuster soigneusement nos besoins glucidiques en fonction de notre activité physique.

Les tableaux ci-après vous permettront de choisir vos glucides parmi les aliments.

Le métabolisme glucidique est contrôlé par une hormone : l'*insuline pancréatique,* qui permet au glucose véhiculé par le sang de pénétrer dans les cellules. Si la présence d'insuline est insuffisante, le sucre s'accumule dans le sang : c'est alors le **diabète**. D'une façon générale, il ne faut pas consommer de glucides en excès.

Un excès de consommation de sucres comporte certains inconvénients : congestion du foie, obésité, fermentations gastro-intestinales... Mais une consommation insuffisante a d'autres inconvénients : perte de tonus, manque de résistance, inaptitude à l'effort...

Ni trop, ni trop peu !...

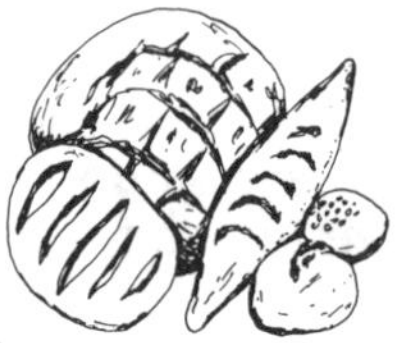

2. Teneur des aliments en glucides

Teneur en glucides des céréales (en g/100 g) :

Maïzena (farine de maïs)	87	Pain d'épice	71
Tapioca (semoule de manioc)	82	Farine de sarrasin	70
Riz blanc	79	Farine de blé complète	70
Petit-beurre	77	Maïs en grains	69
Riz complet	77	Flocons d'avoine	66
Pâtes	76	Farine d'avoine	65
Polenta	76	Madeleine	65
Semoule de blé	76	Cake	60
Farine de blé (blutage moyen)	75	Pain aux raisins	60
Biscotte	75	Pain blanc	55
Farine de seigle	72	Pain de seigle	51
Farine d'orge	72	Pain complet	50

Teneur en glucides des fruits (en g/100 g) :

Châtaigne sèche	76,00	Ananas	12,00
Datte	75,00	Cassis	12,00
Raisin sec	70,00	Pêche	11,50
Pruneau	69,00	Abricot	11,00
Pomme sèche	68,00	Prune	11,00
Banane sèche	66,00	Goyave	11,00
Pêche sèche	65,00	Papaye	10,00
Figue sèche	62,00	Orange	10,00
Poire sèche	62,00	Noix de cajou	10,00
Abricot sec	62,00	Coing	10,00
Arachide	23,50	Mûre	10,00
Nèfle	23,00	Groseille	10,00
Banane	23,00	Mandarine	9,50
Pignon de pin	20,00	Framboise	9,00
Amande	17,00	Noix du Brésil	9,00
Figue	16,50	Pamplemousse	9,00
Raisin	16,50	Myrtille	8,00
Litchi	15,00	Olive verte	8,00
Cerise	15,50	Airelle	7,50
Noisette	15,50	Grenade	7,50
Brugnon	15,00	Fraise	7,00
Kaki	15,00	Citron	7,00
Pistache	15,00	Groseille à maquereau	6,50
Mangue	15,00	Avocat	4,50
Noix	14,50	Rhubarbe	4,00
Poire	14,00	Olive noire	3,50
Pomme	13,00		

Teneur en glucides des produits laitiers (en g/100 g) :

Cantal	6,00	Fromage blanc	4,00
Lait écrémé	5,00	Petit-suisse	4,00
Lait entier	4,50	Fromage de Hollande	3,00
Lait de chèvre	4,50	Camembert	3,00
Yaourt	4,50	Emmenthal	2,50
Lait de brebis	4,00	Parmesan	2,50
Crème	4,00	Brie	1,50

Teneur en glucides des légumes (en g/100 g) :

Pois chiche	61,00	Chou rouge	6,00
Haricot blanc en grains	59,00	Citrouille	6,00
Pois cassé	58,00	Artichaut	5,50
Lentille	56,00	Bette	5,50
Soja en grains	30,00	Melon	5,50
Ail	28,00	Aubergine	5,00
Patate douce	26,00	Chou rouge	5,00
Pomme de terre	20,00	Chou vert	5,00
Maïs en grains	19,00	Champignon de Paris	4,50
Échalote	17,00	Chou-fleur	4,50
Petit pois	15,50	Courge	4,50
Piment rouge	15,00	Fenouil	4,50
Raifort	13,50	Poivron	4,50
Salsifis	13,00	Choucroute	4,00
Truffe	13,00	Radis	4,00
Cerfeuil	11,50	Scarole	4,00
Oignon	10,00	Asperge	3,50
Céleri-rave	9,00	Tomate	3,50
Pois mange-tout	9,00	Céleri en branches	3,50
Betterave rouge	8,50	Chicorée frisée	3,50
Carotte	8,50	Endive	3,50
Chou de Bruxelles	8,00	Cresson	3,00
Poireau	8,00	Épinard	3,00
Persil	7,50	Laitue	2,50
Pissenlit	7,50	Mâche	2,50
Haricot vert	7,00	Oseille	2,50
Ciboulette	6,50	Cornichon	2,00
Navet	6,50	Concombre	2,00
Cèpe	6,00		

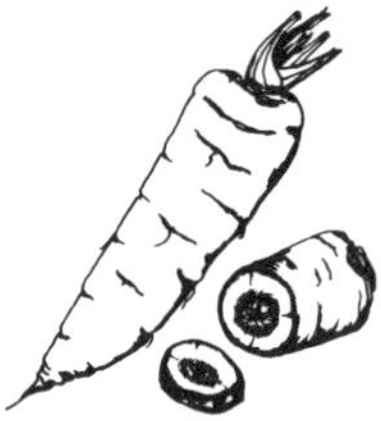

Teneur en glucides des sucreries (en g/100 g) :

Sucre blanc	99,50	Confitures (moyenne)	70,00
Sucre roux	96,00	Gelées de fruits (moyenne)	65,00
Cassonade	96,00	Nougat	65,00
Bonbons (moyenne)	95,00	Chocolat noir	60,00
Sirop de fruits (moyenne)	80,00	Mélasse	60,00
Caramel	80,00	Chocolat au lait	55,00
Pâte de fruits	80,00	Compote de fruits	25,00
Miel	75,00	Flan	25,00
Marron glacé	75,00		

Teneur en glucides des boissons (en g/100 g) :

Liqueur (moyenne)	30,00	Jus de groseille	10,00
Jus de raisin	18,00	Jus de framboise	10,00
Jus de cassis	14,00	Jus de citron	9,00
Porto	14,00	Cidre	9,00
Jus de pomme	13,00	Bière	4,00
Soda	12,00	Vin blanc doux	4,00
Jus d'orange	12,00	Champagne	2,00
Jus d'ananas	12,00	Champagne brut	1,00
Limonade	12,00	Thé	0,50
Apéritif (moyenne)	10,00	Vin rouge	0,10
Jus de pamplemousse	10,00	Café	0,00

Teneur en glucides des viandes et autres aliments (en g/100 g) :

Viandes :		**Autres aliments :**	
Abats	0 à 1,50	Sel	0,00
Viande de bœuf	0 à 0,50	Œuf	0,50
Viande de veau	0 à 0,50	Huile	0,00
Viande de mouton	0 à 0,50	Beurre	0,50
Viande de porc	0 à 0,50	Margarine	0,50
Charcuterie	0 à 2,00	Mayonnaise	3,00
Gibier	0 à 0,50	Poisson	0 à 1,00
Volaille	0 à 0,50	Crustacé	0 à 5,00

notes personnelles

CHAPITRE IV

Les vitamines

La découverte des vitamines, au début du XXe siècle, a permis de comprendre, puis de guérir et enfin de prévenir certaines maladies graves dont on ignorait jusqu'alors la cause (on pensait qu'elles étaient contagieuses et propagées par des épidémies : le scorbut, le béribéri et la pellagre).

Ces maladies frappaient traditionnellement des population isolées dont l'alimentation ne comportait pas de produits frais (marins au long cours, soldats en campagne...), ou des populations consommant exclusivement un seul type d'aliment, dans certaines régions du monde.

On découvrit alors les vitamines, « *amines de vie* », et tout s'éclaira : **l'organisme a besoin d'une alimentation en produits frais aussi diversifiée que possible.** En effet, les vitamines sont *instables* ; elles supportent mal le stockage des aliments, leur conservation prolongée à l'air et à la lumière ainsi que la cuisson. D'autre part, elles sont éliminées par le raffinage excessif des aliments (le béribéri était tout simplement dû à la consommation de riz blanc ; son remplacement par du riz complet suffit à supprimer la carence vitaminique).

Une alimentation très diversifiée est nécessaire, car certaines vitamines se trouvent dans des aliments bien précis, et pas dans tous.

Les besoins quotidiens correspondent à de toutes petites quantités pour chaque vitamine mais, pour rester en bonne santé, leur présence dans l'alimentation quotidienne est indispensable, même à des doses infimes car elles ne peuvent pas être synthétisées par l'organisme et la plupart d'entre elles ne sont pas stockées (1).

Les grandes avitaminoses d'antan sont aujourd'hui disparues, mais un autre danger menace les Occidentaux ; l'excès de raffinage des aliments, les micro-ondes, les irradiations... **Il convient de toujours rester aussi proche de la nature que possible.** C'est toujours le même refrain, il n'y a pas d'alternative : céréales complètes, sucre roux, fruits et légumes non traités...

On classe traditionnellement les vitamines en deux catégories :

— Celles qui sont **solubles dans l'eau** (*hydrosolubles :* B et C).

— Celles qui sont **solubles dans les corps gras** (*liposolubles :* A, D, E et K).

Pour plus de commodité, nous avons choisi l'ordre alphabétique : A, B, C, D...

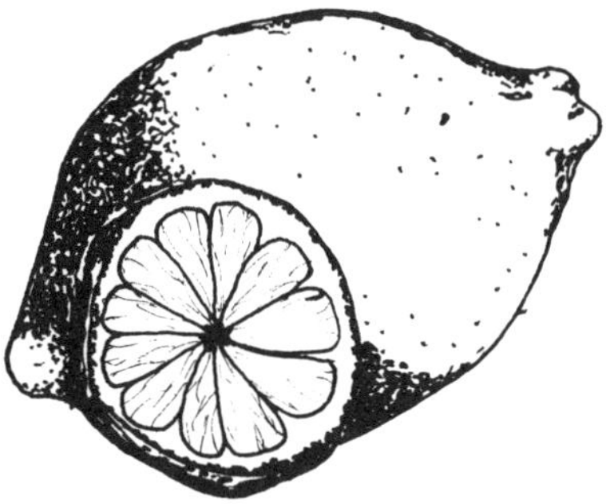

1. Pour de plus amples renseignements concernant les vitamines, on pourra consulter l'ouvrage du docteur Claude Binet : *Vitamines et vitaminothérapie* (Éditions Dangles).

1. **Vitamine A** (rétinol) **et provitamine A** (carotène)

Le **rétinol** est d'origine animale.

Le **carotène** est d'origine végétale. Le carotène (provitamine A = précurseur de vitamine A) ne devient actif qu'après transformation en rétinol, dans l'intestin, sous l'action de l'enzyme caroténase.

— La vitamine A est la vitamine de l'œil : elle permet le maintien de la transparence du segment antérieur de l'œil et elle agit sur le bon fonctionnement de la rétine.

— C'est aussi la vitamine de la croissance : associée à la vitamine D, elle contribue à la formation du squelette.

— Elle aide à la cicatrisation des plaies et contribue à la régénération des tissus épithéliaux.

— Elle augmente la résistance à l'infection (avec la vitamine C).

— Elle a une fonction génitale en intervenant dans la synthèse de la progestérone.

Carence : diminution de la vision en lumière crépusculaire, sécheresse de la peau, troubles digestifs.

Stabilité : stable à la chaleur, elle est très sensible à la lumière et à l'oxydation ; il faut conserver les aliments qui en contiennent à l'abri de l'air et de la lumière.

Indications : troubles oculaires, ulcères de la cornée, kératite, rachitisme, retard de croissance, cicatrisation des plaies, ulcères variqueux, escarres, psoriasis, brûlures, crevasses, eczéma, érythème fessier du nourrisson.

Besoins : ils sont variables selon l'âge ; ils se mesurent en microgrammes (μg) ER/jour (ER = équivalent rétinol).

— Enfant jusqu'à 3 ans .... 400 μgER/jour
— Enfant de 4 à 9 ans .... 600 μgER/jour
— Enfant de 10 à 12 ans .... 800 μgER/jour
— Adolescent .... 1 000 μgER/jour
— Adulte (homme) .... 1 000 μgER/jour
— Adulte (femme) .... 800 μgER/jour
— Femme enceinte .... 1 200 μgER/jour
— Besoins accrus pour la conduite de nuit (automobile, avion...).

Aliments contenant de la vitamine A (en U.I./100 g) :			
Foie de mouton ..	50 000	Rognon de bœuf ...	1 000
Foie de veau	22 500	Sardine	800
Foie de bœuf	20 000	Maquereau	550
Foie de porc	15 000	Hareng	390
Anguille	2 000	Huître	360
Emmenthal	1 800	Carpe	300
Rognon de mouton	1 150	Thon	300
Œuf	1 140	Moule	180
Camembert	1 000	Lait	140

Pour le rétinol : 1 U.I. (unité internationale) = 0,00033 mg.

Aliments contenant de la provitamine A (en ER/100 g) :			
Pissenlit	12 800	Mandarine	1 000
Cerfeuil	12 400	Cerise	800
Carotte	12 000	Haricot vert	600
Épinard	11 000	Banane	600
Persil	9 000	Pêche	600
Bette	6 500	Prune	600
Ciboulette	6 000	Cassis	500
Cresson	5 500	Orange	500
Cynorhodon	5 000	Oignon	400
Chou	4 400	Groseille	400
Citrouille	4 000	Céleri	200
Chicorée frisée ...	3 600	Concombre	200
Melon	3 400	Airelle	200
Abricot	3 000	Ananas	200
Brugnon	2 500	Citron	200
Laitue	2 000	Goyave	200
Asperge	1 200	Mûre	200
Piment	1 200	Pamplemousse ...	200

Pour les végétaux, les valeurs sont exprimées en équivalent rétinol (E.R.) en prenant en compte leur teneur en carotène et en appliquant un coefficient de conversion : 6 μg de carotène = 1 μg de rétinol.

Nous ne donnons ici, sous la dénomination de « *compléments alimentaires* », que les produits naturels non cités parmi les aliments du tableau précédent. Il existe, dans cette terminologie, une certaine ambiguïté : les compléments alimentaires sont vraiment des aliments (et non des médicaments), mais on ne peut les classer parmi les aliments habituels dits de grande consommation, raison pour laquelle nous ne les citons jamais au sein de nos tableaux des aliments.

A l'inverse, pour chaque vitamine (et, plus loin, pour chaque sel minéral), nous ne citons pas les compléments alimentaires issus des aliments répertoriés dans nos tableaux ; ainsi, par exemple, pour la vitamine A nous ne citons pas, en tant que compléments alimentaires, les produits issus directement des aliments riches en vitamine A (vendus dans les magasins de diététique), tels que : jus de pissenlit, jus de carotte (ou capsules d'huile de carotte), jus d'épinard, jus de persil, jus de cresson, gélules de cynorhodon, etc.

En revanche, à la fin de notre livre, nous retrouvons dans les mêmes rubriques indifféremment les compléments alimentaires de toutes les origines.

Compléments alimentaires contenant de la vitamine A :

— Huile de foie de morue.
— Huile de foie de flétan.
— Organolysat de poisson.
— Laitance de poisson.
— Germe de blé.
— Pollen.

*
* *

2. Vitamine B1 (thiamine)

— Elle est aussi parfois appelée *aneurine*. C'est la vitamine du système nerveux, car elle participe au métabolisme cérébral.

— Elle assure l'assimilation des glucides.

— Elle permet la synthèse des lipides à partir des glucides.

— Elle stimule l'organisme en général.

Carence : béribéri, neurasthénie, dépression, faiblesse.

Stabilité : stable à l'oxydation, sensible à la lumière, elle est détruite par la chaleur à plus de 100° (donc par la cuisson).

Indications : éthylisme, polynévrites (en particulier des alcooliques et des fumeurs), névralgies, sciatique, spasmophilie, crampes, douleurs rhumatismales, lumbago.

Aliments contenant de la vitamine B1 (en mg/100 g) :

Viande de porc	0,90	Saumon	0,17
Cœur de veau	0,60	Figue sèche	0,16
Haricot blanc	0,58	Banane	0,16
Noisette	0,55	Viande de veau	0,15
Cœur de bœuf	0,50	Maquereau	0,15
Lentille	0,50	Homard	0,15
Avoine	0,50	Pruneau	0,15
Millet	0,50	Artichaut	0,15
Orge	0,50	Asperge	0,15
Sarrasin	0,45	Œuf	0,13
Noix	0,40	Cresson	0,13
Maïs	0,40	Navet	0,12
Blé	0,40	Abricot sec	0,12
Seigle	0,40	Oseille	0,11
Rognon de mouton	0,40	Pomme de terre	0,11
Foie de mouton	0,40	Cacao	0,11
Rognon de veau	0,35	Poulet	0,10
Châtaigne	0,30	Églefin	0,10
Arachide	0,30	Champignon	0,10
Riz complet	0,30	Ciboulette	0,10
Farine complète	0,30	Haricot vert	0,10
Rognon de bœuf	0,30	Datte	0,09
Amande	0,25	Orange	0,09
Soja	0,23	Merlan	0,09
Viande de mouton	0,20	Jambon cuit	0,09
Épinard	0,20	Colin	0,08
Pain complet	0,20	Turbot	0,08
Ail	0,19	Groseille	0,08
Pissenlit	0,19	Raifort	0,08
Huître	0,18	Prune	0,08

Besoins (variables selon l'âge) :
— Nourrisson .... 0,4 mg/jour
— Enfant de 1 à 3 ans .... 0,7 mg/jour
— Enfant de 4 à 9 ans .... 0,8 mg/jour
— Enfant de 10 à 12 ans .... 1,2 mg/jour
— Adolescent .... 1,5 mg/jour
— Adulte (homme et femme) .... 1,5 mg/jour
— Femme enceinte .... 2 mg/jour

Les besoins sont accrus pour les alcooliques et les hépatiques.

3. **Vitamine B2** (riboflavine)

— Parfois appelée *lactoflavine*.

— C'est la vitamine de l'énergie car elle intervient dans le métabolisme des sucres, permettant aux cellules de recevoir l'énergie dont elles ont besoin.

— Elle est préventive des crampes car elle facilite la respiration des cellules.

— Elle facilite la croissance et la régénération des tissus.

Carence : atrophie musculaire, affaiblissement et lésions de la peau.

Stabilité : stable à l'oxydation, sensible à la lumière, assez stable à la chaleur (supporte bien la cuisson).

Indications : crampes, fatigue musculaire, troubles de la croissance (retard, arrêt), chute des cheveux, fissures des lèvres, eczéma, prurit, entérite.

Besoins (variables selon l'âge) :
— Nourrisson .... 0,6 mg/jour
— Enfant de 1 à 3 ans .... 0,8 mg/jour
— Enfant de 4 à 9 ans .... 1 mg/jour
— Enfant de 10 à 12 ans .... 1,4 mg/jour
— Adolescent .... 1,8 mg/jour
— Adulte (homme) .... 1,8 mg/jour
— Adulte (femme) .... 1,5 mg/jour
— Femme enceinte .... 3 mg/jour

Aliments contenant de la vitamine B2 (en mg/100 g) :			
Foie de veau	3,10	Viande de mouton	0,25
Foie de bœuf	3,00	Viande de veau	0,25
Foie de mouton	3,00	Petit pois	0,25
Foie de porc	3,00	Hareng	0,23
Foie de poulet	2,50	Sole	0,22
Rognon de bœuf	2,50	Limande	0,22
Rognon de mouton	2,00	Seigle	0,22
Rognon de veau	2,00	Orge	0,21
Rognon de porc	1,80	Lentille	0,21
Cœur de porc	1,20	Blé	0,21
Cœur de bœuf	0,90	Viande de bœuf	0,20
Roquefort	0,75	Betterave	0,20
Amande	0,67	Pois cassé	0,20
Fromage de chèvre	0,60	Poulet	0,20
Anchois	0,50	Carrelet	0,19
Camembert	0,45	Asperge	0,19
Sardine	0,40	Haricot blanc	0,18
Champignon	0,40	Pois chiche	0,18
Soja	0,40	Cresson	0,17
Châtaigne	0,40	Avocat	0,16
Congre	0,37	Cabillaud	0,16
Huître	0,35	Chou-fleur	0,16
Noisette	0,35	Abricot	0,16
Épinard	0,33	Turbot	0,15
Pruneau	0,31	Lait	0,15
Sarrasin	0,31	Avoine	0,14
Ris de veau	0,30	Pissenlit	0,14
Canard	0,30	Homard	0,13
Maquereau	0,30	Arachide	0,13
Emmenthal	0,30	Figue sèche	0,13
Comté	0,30	Laitue	0,13
Œuf	0,30	Églefin	0,13
Fromage blanc	0,30	Thon	0,12
Persil	0,30	Datte	0,11
Fève	0,29	Millet	0,10
Jambon cuit	0,26		

4. **Vitamine B3** (niacine)

— Parfois appelée vitamine PP (antipellagreuse).
— C'est la vitamine de l'énergie car elle facilite la production et le transport de celle-ci à travers le corps.
— Elle permet aux cellules de respirer en assurant le transport de l'oxygène.
— Elle facilite la dilatation des vaisseaux sanguins.
— Elle protège et nourrit la peau.

Carence : pellagre, troubles digestifs et nerveux graves.

Stabilité : stable à la chaleur, à la lumière et à l'oxydation ; c'est la plus stable des vitamines.

Indications : athérosclérose, sénescence précoce, asthénie, problèmes circulatoires périphériques (artérite...), vertiges, bourdonnements d'oreilles, aphtes, gingivite, stomatite.

Besoins (variables selon l'âge) :

— Nourrisson	6 mg/jour
— Enfant de 1 à 3 ans	9 mg/jour
— Enfant de 4 à 9 ans	12 mg/jour
— Enfant de 10 à 12 ans	14 mg/jour
— Adolescent	18 mg/jour
— Adulte (homme)	18 mg/jour
— Adulte (femme)	15 mg/jour
— Femme enceinte	20 mg/jour

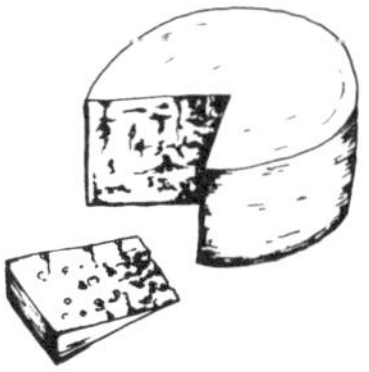

Aliments contenant de la vitamine B3 (en mg/100 g) :			
Foie de veau	16,00	Champignon	2,70
Foie de bœuf	15,00	Anchois	2,60
Foie de mouton	15,00	Cacao	2,40
Foie de porc	15,00	Petit pois	2,30
Foie de poulet	14,00	Datte	2,20
Arachide	11,50	Noix de cajou	2,20
Morue sèche	11,00	Merlan	2,10
Thon en conserve	11,00	Haricot blanc	2,10
Lapin	10,00	Crevette	2,00
Dinde	8,00	Colin	2,00
Pigeon	8,00	Lentille	2,00
Maquereau	7,70	Fève	1,80
Rognon de mouton	7,50	Pois cassé	1,80
Poulet	7,50	Pruneau	1,80
Cœur de bœuf	6,00	Figue sèche	1,80
Rognon de bœuf	6,00	Pois chiche	1,70
Viande de veau	6,00	Seigle	1,60
Canard	6,00	Avoine	1,50
Viande de cheval	5,00	Maïs	1,50
Viande de mouton	5,00	Persil	1,40
Soja	5,00	Congre	1,40
Sardine à l'huile	5,00	Coquille Saint-Jacques	1,40
Amande	4,60	Asperge	1,40
Jambon cuit	4,50	Goyave	1,40
Riz complet	4,50	Noix	1,20
Viande de bœuf	4,50	Pomme de terre	1,20
Farine complète	4,40	Avocat	1,10
Hareng	4,30	Noisette	1,10
Viande d'agneau	4,00	Huître	1,00
Viande de porc	4,00	Pêche	0,90
Sole	3,80	Pissenlit	0,80
Limande	3,80	Chou de Bruxelles	0,70
Millet	3,60	Épinard	0,70
Truite	3,50	Abricot	0,70
Orge	3,50	Châtaigne	0,70
Sarrasin	3,00	Aubergine	0,60
Banane sèche	2,90	Betterave	0,60
Crabe	2,70	Chou-fleur	0,60

5. **Vitamine B4** (adénine)

Cette vitamine active la formation de certains globules blancs dénommés *polynucléaires*.

Indications : agranulocytose (perte de globules blancs), asthénie postantibiotique, asthénie, déficiences.

Aliments contenant de la vitamine B4 (non quantifiable) :	
Ris de veau Céréales complètes	

6. **Vitamine B5** (acide pantothénique)

En grec, *pantothein* signifie « être partout ». La vitamine B5 est présente dans la totalité des cellules du corps. Elle forme, avec d'autres substances, le coenzyme A qui est l'agent principal de toutes les réactions biologiques intracellulaires, la plaque tournante du métabolisme des glucides, des lipides et des protéines.

— La vitamine B5 permet la régénération des épithéliums et la croissance des phanères (cheveux, ongles).

— Comme la vitamine C, elle permet de lutter contre le stress.

Carence : grande fatigue physique et intellectuelle, troubles nerveux et chute des cheveux.

Stabilité : stable à la lumière, sensible à l'oxydation et très sensible à la chaleur (elle est détruite par la cuisson).

Indications : greffes cutanées, cicatrisation des plaies, chute des cheveux, eczéma, crevasses, érythème du nourrisson, séborrhées.

Aliments contenant de la vitamine B5 (en mg/100 g) :

Foie de veau	8,50	Maquereau	0,46
Foie de porc	7,00	Thon	0,46
Foie de bœuf	6,00	Céleri	0,46
Jaune d'œuf	6,00	Cassis	0,46
Cœur de bœuf	5,00	Sole	0,38
Rognon de mouton	4,30	Limande	0,38
Rognon de bœuf	4,00	Laitue	0,36
Rognon de porc	3,50	Maquereau	0,30
Champignon	2,70	Lait	0,30
Arachide	2,40	Maïs	0,30
Œuf	2,00	Orange	0,30
Lentille	1,50	Concombre	0,30
Soja	1,40	Épinard	0,30
Avoine	1,20	Fraise	0,30
Haricot blanc	1,20	Abricot	0,29
Viande de mouton	1,00	Carotte	0,27
Viande de porc	1,00	Citron	0,26
Viande de veau	1,00	Tomate	0,25
Noix	1,00	Avocat	0,25
Orge	0,90	Figue	0,24
Sarrasin	0,90	Turbot	0,23
Riz complet	0,90	Framboise	0,22
Cacao	0,90	Crevette	0,21
Petit pois	0,80	Prune	0,20
Lapin	0,80	Chou	0,20
Foie de poulet	0,80	Navet	0,20
Roquefort	0,70	Cerise	0,20
Jambon cuit	0,65	Radis	0,18
Viande de bœuf	0,60	Banane	0,18
Asperge	0,60	Betterave	0,17
Groseille	0,60	Ananas	0,17
Blé	0,50	Pamplemousse	0,15
Camembert	0,50	Oignon	0,15
Sardine	0,50	Mûre	0,15
Crabe	0,50	Coquille Saint-Jacques	0,14
Beurre	0,50	Cabillaud	0,12
Pomme de terre	0,50		

Besoins (variables selon l'âge) :

— Nourrisson	3 mg/jour
— Enfant de 1 à 3 ans	3,5 mg/jour
— Enfant de 4 à 9 ans	4 à 7 mg/jour
— Adolescent	7 à 10 mg/jour
— Adulte (homme et femme)	10 mg/jour

*
* *

7. **Vitamine B6** (pyridoxine)

— Parfois appelée vitamine G.

— C'est la vitamine des « carnivores », des gros mangeurs de viande, car elle participe au métabolisme des protéines et à la dégradation des acides aminés qui en sont issus.

— Elle agit sur le cerveau et sur l'ensemble du système nerveux.

— Elle intervient dans le métabolisme des sucres et des graisses.

— Elle contribue à la synthèse de l'hémoglobine.

Carence : troubles nerveux et digestifs.

Stabilité : assez stable à l'oxydation, sensible à la lumière et très sensible à la cuisson dans l'eau (75 % partent avec l'eau de cuisson).

Indications : dépression nerveuse, convulsions de l'enfant, polynévrite, encéphalopathies, crampes et maladies musculaires (myopathies, myasthénies).

Besoins (variables selon l'âge) :

— Nourrisson	0,6 mg/jour
— Enfant de 1 à 3 ans	0,8 mg/jour
— Enfant de 4 à 9 ans	1,4 mg/jour
— Enfant de 10 à 12 ans	1,6 mg/jour
— Adolescent de 13 à 19 ans	2 mg/jour
— Adulte (femme)	2 mg/jour
— Adulte (homme)	2,5 mg/jour
— Femme enceinte	3 mg/jour

Aliments contenant de la vitamine B6 (en mg/100 g) :

Foie de veau	1,60	Anguille	0,30
Carrelet	1,00	Haricot blanc	0,28
Saumon	0,98	Camembert	0,25
Maquereau	0,70	Maïs	0,22
Foie de bœuf	0,70	Tomate	0,22
Rognon de porc	0,70	Cœur de bœuf	0,20
Soja	0,64	Morue	0,20
Avocat	0,61	Carotte	0,20
Pois chiche	0,50	Laitue	0,20
Viande de porc	0,50	Haricot vert	0,18
Blé	0,50	Petit pois	0,18
Épinard	0,50	Beurre	0,15
Lentille	0,49	Crevette	0,13
Pomme de terre	0,45	Amande	0,10
Avoine	0,40	Datte	0,10
Viande de bœuf	0,40	Raisin	0,10
Hareng	0,39	Chou	0,10
Cabillaud	0,37	Emmenthal	0,09
Rognon de bœuf	0,35	Lait	0,07
Foie de mouton	0,35	Ananas	0,07
Crabe	0,35	Œuf	0,06
Banane	0,32	Pomme	0,03
Arachide	0,30	Orange	0,03
Viande de mouton	0,30	Poire	0,03
Viande de veau	0,30	Pêche	0,02
Foie de porc	0,30		

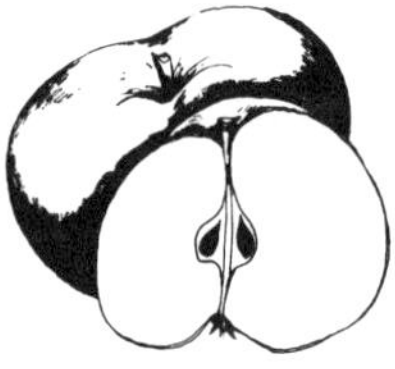

8. **Vitamine B8** (biotine)

Parfois appelée vitamine H1. Elle contribue à la formation des cellules de la peau et à la régénération de l'épithélium.

Indications : chute des cheveux, acné, séborrhée, eczéma, glossite.

Aliments contenant de la vitamine B8 (non quantifiable) :	
Foie Rognon Jaune d'œuf Cacao Viande	Haricot blanc Arachide Champignon Lentille Lait

*
* *

9. **Vitamine B9** (acide folique)

— Parfois appelée vitamine L1.

— C'est la vitamine antianémique, car elle permet la formation des globules rouges au sein de la moelle osseuse.

— Elle participe à d'importants métabolismes cellulaires, facilitant en particulier la division des cellules.

— Elle agit sur le système nerveux.

Carence : troubles mentaux, insomnie, diarrhées, vomissements.

Stabilité : fragile à la chaleur, assez fragile à la lumière et à l'oxydation.

Besoins (variables selon l'âge) :

— Nourrisson .... 50 µg/jour
— Enfant de 1 à 3 ans .... 100 µg/jour
— Enfant de 4 à 12 ans .... 300 µg/jour
— Adolescent de 13 à 19 ans .... 400 µg/jour
— Adulte (homme et femme) .... 400 µg/jour
— Femme enceinte .... 800 µg/jour

Indications : anémies carentielles et pernicieuses, débilité mentale.

Aliments contenant de la vitamine B9 (non quantifiable) :	
Épinard	Banane
Foie	Huître
Ris de veau	Bette
Rognon	Champignon
Œuf	Concombre
Chou	Salade
Asperge	Pomme

*
* *

10. Vitamine B10 (acide para-amino-benzoïque)

— Parfois appelée vitamine H2.
— Empêche la sclérose du derme en favorisant la formation de mélanine, laquelle protège la peau du rayonnement solaire.
— Fortifie l'épiderme.

Indications : vitiligo, psoriasis, eczéma sec, canitie (blanchiment des cheveux), chute des cheveux.

Aliments contenant de la vitamine B10 (non quantifiable) :	
Mélasse	Laitue
Céréales complètes	Haricot
Cacao	Foie
Champignon	Rognon
Arachide	Banane
Chou	Cervelle
Œuf	Épinard
Tomate	Pomme de terre

11. **Vitamine B11** (carnitine)

— Parfois appelée vitamine O ou T.
— Donne de l'appétit en stimulant les sécrétions de l'estomac et du pancréas.

Indications : dénutrition, anorexie, maigreur.

Aliments contenant de la vitamine B11 (non quantifiable) :	
Viande rouge (bœuf) Foie Cœur	Rognon Produits laitiers

*
* *

12. **Vitamine B12** (cobalamine)

— Parfois appelée vitamine L2.
— C'est la vitamine des globules rouges car elle contribue à leur formation.
— Aide à la croissance et à la régénération des tissus.
— Facilite le métabolisme du phosphore.
— Agit sur le système nerveux.

Carence : anémie, asthénie, anorexie.

Stabilité : stable à la chaleur et à l'oxydation, mais sensible à la lumière.

Indications : anémies, névralgies, migraines, névrites, polynévrites, retards de croissance, convalescence, asthénie.

Besoins (variables selon l'âge) :
— Enfant de moins de 3 ans .... 1 μg/jour
— Enfant de 4 à 9 ans .... 2 μg/jour
— Enfant de plus de 10 ans .... 3 μg/jour
— Adulte (homme et femme) .... 3 μg/jour
— Femme enceinte .... 4 μg/jour

Aliments contenant de la vitamine B12 (non quantifiable) :	
Foie (bœuf, veau, mouton, porc, poulet) Viande de bœuf Lait Fromage	Œuf Poisson Rognon Coquillage

Attention : les végétaux (fruits, légumes et céréales) ne contiennent pas de vitamine B12. Il est donc maladroit de suivre certains régimes très stricts qui interdisent tout produit d'origine animale, même les produits dérivés tels le lait ou les œufs.

*
* *

13. **Vitamine B13** (acide orotique)

— Elle établit le taux d'acide urique dans le sang.
— Aide à la régénération de la flore intestinale.

Indications : accidents digestifs de l'antibiothérapie, diarrhées, lithiase rénale, hyperuricémie articulaire (goutte, rhumatismes).

C'est une molécule de synthèse (Uracil-6-Carboxylique) ; on ne la trouve donc pas dans les aliments.

*
* *

14. **Vitamine B14** (xanthoptérine)

Cette vitamine est encore très mal connue. Des études montreraient qu'elle a des propriétés antitumorales ; il convient de rester prudent pour le moment.

On la trouverait dans le crabe, sans garantie...

15. **Vitamine B15** (acide pangamique)

— C'est la vitamine des sportifs. Elle a la propriété de freiner l'accumulation de l'acide lactique dans les muscles, permettant ainsi d'augmenter la durée et l'intensité de l'effort.

— Facilite la respiration des cellules musculaires.

Indications : efforts physiques intenses et prolongés, compétitions sportives, périodes d'entraînement, périodes de récupération.

Aliments contenant de la vitamine B15 (non quantifiable) :	
Amande d'abricot Cuticule du riz (et des autres céréales)	Viande de bœuf Viande de cheval

*
* *

Compléments alimentaires contenant des vitamines du groupe B :

— Levure de bière.
— Germe de blé.
— Pollen.
— Algues marines.
— Gelée royale.
— Mélasse.

---

16. **Vitamine C** (acide ascorbique)

— C'est la vitamine anti-infectieuse qui défend l'organisme en activant la formation des anticorps.

— Elle est antioxydante, préservant les acides gras polyinsaturés de la membrane cellulaire.

— Elle joue un rôle décisif dans la formation du tissu conjonctif, des cartilages, des os et des dents.

— C'est aussi une vitamine « antistress ».

Carence : scorbut (lésions très graves des vaisseaux, de l'estomac et de l'intestin).

Stabilité : c'est la plus fragile des vitamines. Elle est détruite par la chaleur et par la lumière ; elle est très sensible à l'oxydation. Elle s'altère rapidement durant le stockage, d'où la nécessité de manger des fruits et légumes crus et n'ayant pas été stockés longtemps.

Indications : grippe, maladies infectieuses, fatigue, surmenage, stress, asthénie, anorexie, décalcification, consolidation des fractures, caries dentaires, gingivite, pyorrhée, choc allergique.

Teneur des fruits en vitamine C (en mg/100 g) :

Goyave	250	Châtaigne	14
Cassis	180	Cerise	12
Citron	65	Pomme	9
Orange	60	Abricot	8
Fraise	60	Pêche	8
Mangue	60	Banane	8
Papaye	60	Pastèque	6
Mandarine	40	Raisin	5
Pamplemousse	40	Poire	5
Groseille	36	Prune	5
Litchi	30	Grenade	4
Ananas	25	Noisette	4
Brugnon	24	Figue	3
Mûre	24	Noix	3
Framboise	20	Pruneau	3
Avocat	18	Nèfle	2
Myrtille	17	Amande	0
Coing	15	Datte	0
Kaki	15	Olive	0
Rhubarbe	15	Arachide	0
Airelle	14		

Besoins (variables selon l'âge) :

— Enfant de moins de 3 ans	30 mg/jour
— Enfant de 4 à 9 ans	50 mg/jour
— Enfant de 10 à 12 ans	60 mg/jour
— Adolescent de 13 à 19 ans	80 mg/jour
— Adulte (homme et femme)	80 mg/jour
— Femme enceinte	100 mg/jour
— Femme allaitante	150 mg/jour

10 mg/jour suffisent à éviter le scorbut.

Teneur des légumes en vitamine C (en mg/100 g) :

Persil	200	Épinard	15
Estragon	120	Pomme de terre	15
Oseille	120	Ail	14
Poivron	110	Céleri-rave	14
Raifort	100	Scarole	12
Cresson	80	Endive	11
Chou de Bruxelles	75	Betterave rouge	10
Chou-fleur	70	Chicorée frisée	10
Fenouil	65	Citrouille	10
Cerfeuil	60	Laitue	10
Chou rouge	60	Salsifis	10
Chou vert	50	Courge	9
Bette	34	Carotte	8
Tomate	30	Concombre	8
Ciboulette	30	Cornichon	8
Pissenlit	30	Melon	8
Navet	28	Artichaut	7
Petit pois	26	Céleri en branches	7
Asperge	25	Aubergine	5
Radis	21	Champignon de Paris	4
Oignon	20	Lentille	4
Haricot vert	19	Haricot blanc	2
Poireau	19	Pois cassé	1
Mâche	18	Pois chiche	1

Teneur des autres aliments en vitamine C (en mg/100 g) :

Viande	0 à 1	Produits laitiers frais	1,5
Abats (moyenne)	15	Œuf	0
Charcuterie	0	Céréales	0
Volaille	0 à 1	Huile	0
Poisson	0 à 2	Beurre	0
Crustacé	0 à 4	Sucre	0
Lait	1		

Compléments alimentaires riches en vitamine C :

— Cynorhodon.
— Acérola.
— Argousier.
— Germe de blé.
— Pollen.
— Ginseng.

*
* *

17. Vitamine C2 (esculoside)

Action sur la fragilité capillaire.

Indications : varices, phlébite, jambes lourdes, crampes, hémorroïdes.

Aliments contenant de la vitamine C2 (non quantifiable) : partie blanche de la pulpe des agrumes (citron, orange, pamplemousse).

18. Vitamine D (calciférol)

— C'est la seule vitamine qui peut être synthétisée par l'organisme, les rayons ultraviolets du soleil transformant les stérols en calciférol.
— C'est la vitamine du squelette. Son rôle dans la calcification des os est fondamental car la vitamine D permet au calcium de traverser la paroi de l'intestin pour pénétrer dans le sang.

— Elle mobilise le calcium et le phosphore au niveau des os.

Carence : décalcification, rachitisme.

Stabilité : stable à la chaleur mais sensible à la lumière et à l'oxydation.

Indications : décalcification, fragilité osseuse, consolidation des fractures, caries dentaires, ostéomalacie (affection osseuse de l'adulte), rachitisme, spasmophilie, tétanie.

Besoins : variables selon les régions où l'on habite (et leur ensoleillement) : 400 U.I./jour dans les régions ensoleillées et 1 000 U.I./jour dans les régions peu ensoleillées.

— Enfant de moins de 2 ans ... 800 à 1 200 U.I./jour
— Enfant prématuré .... 1 400 U.I./jour

Aliments contenant de la vitamine D (en mg/100 g) :

Saumon	0,1600	Cacao	0,0025
Anguille	0,1600	Maquereau	0,0013
Sardine	0,0600	Beurre	0,0010
Œuf	0,0500	Foie de veau	0,0005
Hareng	0,0290	Brie	0,0005
Crevette	0,0026	Lait	0,0001
Emmenthal	0,0025		

Compléments alimentaires riches en vitamine D :

— Huile de foie de morue.
— Huile de foie de flétan.
— Laitance de poisson.
— Organolysat de poisson.
— Algues marines.
— Germe de blé.

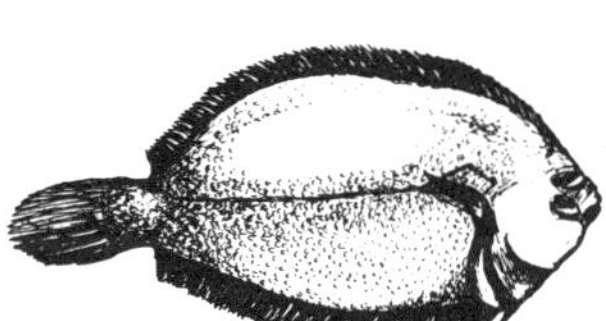

19. **Vitamine E** (tocophérol)

— C'est la vitamine de la fécondité, de la reproduction, de la fertilité.

— C'est aussi la vitamine de la longévité, de « l'éternelle jeunesse » : son rôle antioxydant bien connu explique cette propriété. Associée au sélénium, la vitamine E empêche la peroxydation des membranes cellulaires, ce qui évite à l'organisme de vieillir prématurément.

— La vitamine E empêche l'organisme de s'encrasser avec les déchets toxiques.

— Elle est également vasodilatatrice.

Carence : peut entraîner l'impuissance sexuelle.

Stabilité : stable à la chaleur, mais sensible à la lumière et à l'oxydation.

Indications : prévention du vieillissement, impuissance, stérilité, troubles de la ménopause, dysménorrhées, brûlures, escarres, prurit, ulcères variqueux.

Besoins (variables en fonction de l'âge) :
- — Nourrisson .... 3 à 4 U.I./jour
- — Enfant de 1 à 3 ans .... 5 à 7 U.I./jour
- — Enfant de plus de 4 ans .... 10 à 15 U.I./jour
- — Adulte (femme et homme) .... 12 U.I./jour
- — Femme enceinte .... 15 U.I./jour

Compléments alimentaires riches en vitamine E :

— Germe de blé.
— Huile de foie de morue.
— Huile de foie de flétan.
— Organolysat de poisson.
— Laitance de poisson.
— Algues marines.

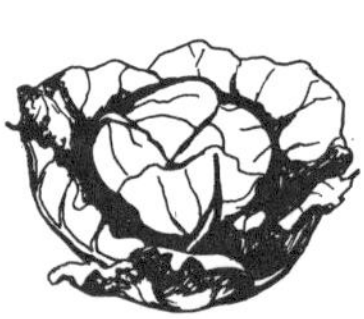

Aliments contenant de la vitamine E (en mg/100 g) :			
Noix	22,00	Maïs en grains	1,55
Noisette	22,00	Foie de veau	1,25
Amande	15,00	Œuf	1,00
Huile d'olive	9,00	Orge en grains	1,00
Soja en grains	8,50	Farine blanche	0,90
Châtaigne	7,00	Chou vert	0,70
Persil	5,00	Pomme	0,70
Haricot blanc	4,00	Laitue	0,60
Petit pois	3,60	Viandes (moyenne)	0,50
Farine complète	3,20	Poissons (moyenne)	0,50
Cacao	3,00	Carotte	0,45
Avoine en grains	3,00	Banane	0,45
Noix de coco	2,70	Champignon de Paris	0,30
Céleri	2,50	Tomate	0,30
Chou de Bruxelles	2,50	Pain blanc	0,20
Haricot vert	2,50	Betterave	0,20
Beurre	2,00	Chou rouge	0,20
Blé en grains	2,00	Orange	0,20
Pain complet	1,75	Pamplemousse	0,20
Farine demi-complète	1,60	Lait	0,06

*
* *

20. Vitamine F

Ce n'est pas à proprement parler une vitamine, mais l'addition des acides gras polyinsaturés (acides linoléique et linolénique...). Voir le chapitre sur les lipides.

21. **Vitamine I** (inositol)

— Parfois appelée vitamine B7 (comme la vitamine J).
— S'oppose aux dépôts de graisses dans les organes.
— Tonique du système nerveux.

Indications : excès de cholestérol, troubles hépatiques, surmenage, dépression.

Aliments contenant de la vitamine I (non quantifiable) :	
Céréales complètes Soja Cœur	Épinard Lait Foie

22. Vitamine J (choline)

— Parfois appelée vitamine B7 (comme la vitamine I).
— Freine l'accumulation des graisses au niveau du foie.
— S'oppose au dépôt du cholestérol et des triglycérides sur la paroi des vaisseaux.

Indications : cyrrhose du foie, tous les troubles hépatiques, athérosclérose, hypercholestérolémie.

Aliments contenant de la vitamine J (non quantifiable) :	
Foie Cervelle Betterave	Rognon Œuf

23. Vitamine K (ménadione)

C'est la vitamine antihémorragique car elle participe à la synthèse par le foie de plusieurs agents de la coagulation du sang.

Indications : hémorragies, préparation aux opérations chirurgicales, blessures, hémophilie.

Aliments contenant de la vitamine K (non quantifiable) :	
Poisson Céréales complètes Chou Épinard Soja	Foie Carotte Betterave Rognon Beurre

24. **Vitamine M** (stigmastérol)

C'est la vitamine « antiraideur », souvent confondue avec la vitamine B9.

Indications : sciatique, coxarthrose.

Aliments contenant de la vitamine M (non quantifiable) :	
Bette Betterave Céleri	Chou Navet Pissenlit

25. **Vitamine N** (acide lipoïque)

C'est une vitamine très mal connue actuellement. Dépurative et antitoxique, elle contribue au drainage de l'organisme.

Indications : polynévrites, hyperlipidémie.

Les sources de vitamine N dans les aliments ne sont pas connues.

26. **Vitamine P** (rutine)

— Vitamine antihémorragique, très proche des vitamines K et C2.
— Diminue la perméabilité des capillaires.

Indications : hémorragies, varices, accidents vasculaires cérébraux.

Aliments contenant de la vitamine P (non quantifiable) :	
Sarrasin Orange Citron Abricot Amande	Noix de kola Cerise Laitue Pomme Poire

27. Autres appellations de certaines vitamines

— **Vitamine B7** (inositol) : voir vitamine I.
— **Vitamine B7** (choline) : voir vitamine J.
— **Vitamine G** (pyridoxine) : voir vitamine B6.
— **Vitamine H1** (biotine) : voir vitamine B8.
— **Vitamine H2** (acide para-amino-benzoïque) : voir vitamine B10.
— **Vitamine L1** (foldine) : voir vitamine B9.
— **Vitamine L2** (cobalamine) : voir vitamine B12.
— **Vitamine O** (carnitine) : voir vitamine B11.
— **Vitamine PP** (acide nicotinique) : voir vitamine B3.
— **Vitamine T** (carnitine) : voir vitamine B11.

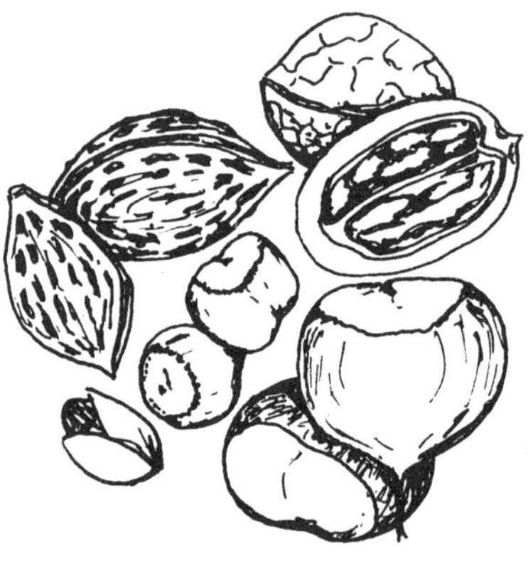

CHAPITRE V

Les sels minéraux

Les minéraux ont de multiples fonctions dans l'organisme : constitution des tissus, régénération cellulaire, maintien des équilibres métaboliques, transmission de l'influx nerveux... Ils sont donc indispensables au maintien de la bonne santé (1).

Selon notre type d'alimentation, nous sommes plus ou moins carencés en l'un ou l'autre des minéraux. Combien de fois avons-nous déjà entendu dire : « *Votre fils manque de calcium* », « *Vous devriez prendre plus de fer* », « *Forcez sur le magnésium* »...

Depuis une quinzaine d'années, le manque de magnésium est souvent stigmatisé par les nutritionnistes (cette carence est due au raffinage excessif des aliments), et on parle beaucoup du magnésium à propos de la prévention du cancer et de la spasmophilie.

Aujourd'hui, le minéral dont on parle le plus est le sélénium. Tous les jours on progresse ; on fait de nouvelles recherches, de nouvelles découvertes ; rien n'est définitivement figé.

Les tableaux qui suivent vous indiqueront avec précision où trouver les minéraux dont nous avons besoin dans notre alimentation quotidienne... et non au travers de médicaments de synthèse.

---

1. Pour en savoir plus sur les sels minéraux, voir l'ouvrage du docteur Claude Binet : *Oligo-éléments et oligothérapie* (Éditions Dangles).

1. **Calcium** (Ca)

Le corps humain contient environ 1 kg de calcium. C'est le minéral le plus abondant ; 98 % de ce calcium se trouvent dans les os.

— Le calcium permet l'édification du squelette, sa croissance et sa solidité.

— Les 2 % de calcium qui ne sont pas mobilisés dans les os jouent un rôle très important dans l'organisme en favorisant la perméabilité des membranes cellulaires.

— Il intervient dans la coagulation sanguine.

— Il favorise l'excitabilité neuromusculaire.

— Il agit sur les contractions du myocarde et intervient donc dans le rythme cardiaque.

Indications : troubles de la croissance, déminéralisation, grossesse, allaitement, spasmophilie, anorexie, fatigue, consolidation de fractures.

Besoins journaliers (variables selon les âges) :

— Enfant jusqu'à 3 ans	600 mg/jour
— Enfant de 4 à 9 ans	700 mg/jour
— Enfant de 10 à 12 ans	900 mg/jour
— Adolescent (de 13 à 19 ans)	1 000 mg/jour
— Adulte (homme et femme)	800 mg/jour
— Femme enceinte	1 100 mg/jour
— Femme allaitante	1 200 mg/jour

Compléments alimentaires riches en calcium :

— Poudre d'os.
— Dolomie (ou dolomite).
— Poudre d'huîtres.
— Corne de cerf.
— Bois de renne.
— Algues marines.

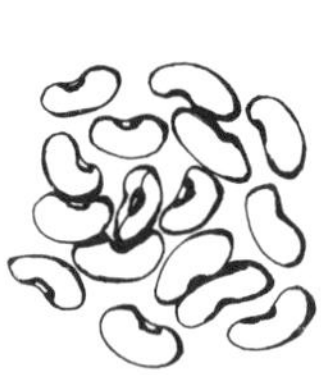

Aliments contenant du calcium (en mg/100 g) :			
Parmesan	1 260	Pissenlit	170
Emmenthal	1 130	Escargot	170
Gruyère	1 000	Fromage blanc	160
Lait en poudre entier	950	Oignon séché	160
Cantal	780	Pois chiche	150
Crème de gruyère	750	Yaourt	150
Livarot	715	Noix du Brésil	150
Roquefort	700	Jaune d'œuf	145
Saint-paulin	650	Lait cru entier	140
Pont-l'évêque	560	Yaourt maigre	140
Moutarde	500	Caviar	140
Bleu de Bresse	490	Lait écrémé	135
Munster	335	Clovisse	130
Sardine	290	Chou brocoli	130
Camembert	270	Coque	120
Mélasse	260	Crème fraîche	120
Soja en grains	255	Haricot blanc	120
Amande	250	Raifort	110
Lait concentré	245	Petit-suisse	110
Noisette	225	Bette	110
Chocolat au lait	215	Fenouil	100
Cresson	200	Endive	100
Coulommiers	200	Olive verte	100
Crevette	200	Huître	95
Persil frais	195	Épinard	95
Fromage de chèvre	190	Grondin	95
Brie	185	Moule	90
Figue sèche	180		

2. **Chlore** (Cl)

Le corps contient environ 75 grammes de chlore, essentiellement situés dans les os et le plasma.

— Associé au sodium sous forme de chlorure de sodium, il maintient la pression osmotique et l'équilibre acide-base.

— Il est nécessaire pour la formation de l'acide chlorhydrique dans l'estomac, élément important de la digestion.

Indications : dyspepsie, fatigue générale.
Besoins : environ 1,5 g par jour.

Aliments contenant du chlore (en mg/100 g) :

Sel de cuisine	60 000	Moule	460
Olive en saumure	3 700	Mélasse	410
Charcuterie	2 500	Anguille fumée	370
Caviar	1 800	Petit pois en conserve	310
Hareng saur	1 600	Banane séchée	300
Emmenthal	1 200	Datte	290
Sardine à l'huile	1 000	Rognon de bœuf	255
Conserve de saumon	865	Noix de coco	200
Pain complet	635	Rognon de porc	200
Huître	600		

Compléments alimentaires riches en chlore :

— Algues marines.
— Eau de mer.
— Poudre d'huîtres.
— Mélasse.
— Plasma de Quinton.
— Spiruline.

* * *

3. **Cuivre** (Cu)

Le corps contient environ 125 mg de cuivre, surtout présents dans le système nerveux, le foie et le sang.

— Le cuivre contribue à la synthèse de l'hémoglobine.
— Il intervient dans de nombreux métabolismes au niveau du foie et des corticosurrénales en particulier.
— Il renforce les défenses naturelles de l'organisme.
— Action anti-infectieuse et anti-inflammatoire.

Indications : rhumatismes, arthrose, affections du foie, états grippaux, anémie.

Besoins : environ 2,5 mg par jour.

Aliments contenant du cuivre (en mg/100 g) :			
Huître	4,00	Figue sèche	0,40
Moule	4,00	Oseille	0,30
Foie de veau	3,50	Poireau	0,30
Avoine	1,70	Pruneau	0,30
Fève	1,20	Cervelle de veau	0,20
Crevette	1,00	Poisson (moyenne)	0,20
Crabe	1,00	Riz	0,20
Haricot en grains	1,00	Artichaut	0,15
Amande	1,00	Épinard	0,15
Noix	1,00	Haricot vert	0,15
Soja	0,90	Laitue	0,15
Noisette	0,90	Persil	0,15
Blé	0,70	Radis	0,15
Banane sèche	0,70	Pêche	0,15
Orge	0,60	Banane	0,15
Seigle	0,60	Avocat	0,15
Champignon	0,60	Œuf	0,15
Pois cassé	0,60	Carotte	0,15
Abricot sec	0,60	Céleri	0,15
Châtaigne	0,60	Chicorée	0,15
Olive	0,60	Pomme de terre	0,15
Cresson	0,50	Tomate	0,15
Lentille	0,50	Cassis	0,15
Pain complet	0,40	Mûre	0,15
Citron	0,40	Pomme (fruit)	0,15
Datte	0,40		

Compléments alimentaires contenant du cuivre :

— Poudre d'huîtres.
— Algues marines.
— Eau de mer.
— Plasma de Quinton.
— Germe de blé.
— Mélasse.

4. **Fer** (Fe)

Le corps contient entre 3 et 5 grammes de fer. L'homme en contient plus que la femme : 50 mg/kg de poids chez l'homme et 35 mg/kg de poids chez la femme.

— Le fer est indispensable à de nombreuses fonctions vitales.

— Participe à la synthèse de l'hémoglobine.

— Intervient dans la fonction respiratoire et dans le transport de l'oxygène des poumons vers tous les organes.

— Permet à la myoglobine musculaire de se former.

Indications : anémie, hémorragies, dysménorrhées, fatigue.

Besoins journaliers (variables selon les âges) :

— Nourrisson jusqu'à 1 an	6 à 9 mg/jour
— Enfant de 1 à 12 ans	10 à 12 mg/jour
— Adolescent	12 à 15 mg/jour
— Homme adulte	10 mg/jour
— Femme (de la puberté à la ménopause)	15 à 18 mg/jour
— Femme (après la ménopause) ..	10 mg/jour
— Femme enceinte	19 à 21 mg/jour
— Femme allaitante	20 à 22 mg/jour

Compléments alimentaires riches en fer :

— Algues marines.
— Eau de mer.
— Plasma de Quinton.
— Poudre d'huîtres.
— Mélasse.
— Pollen.

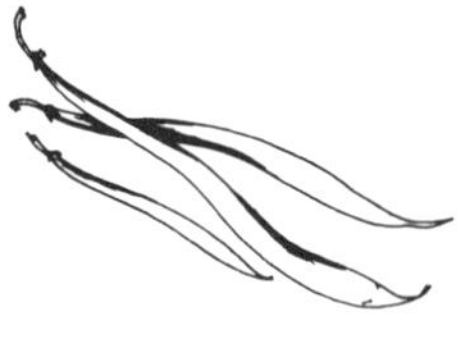

Aliments contenant du fer (en mg/100 g) :

Cacao en poudre pure	12,00	Cassonade	3,50
Soja en grains	8,00	Pruneau	3,40
Persil	7,80	Raisin sec	3,30
Lentille	7,70	Concombre	3,30
Jaune d'œuf	7,60	Maïs en grains	3,00
Rognon de mouton	7,50	Cornichon	3,00
Foie de poulet	7,50	Noix du Brésil	3,00
Pois chiche	7,50	Viande de bœuf	2,80
Haricot blanc en grains	6,40	Chocolat noir	2,80
Mélasse	6,40	Viande de cheval	2,80
Moule	5,80	Œuf	2,70
Pois cassé	5,80	Fenouil	2,70
Rognon de mouton	5,50	Chocolat au lait	2,70
Huître	5,50	Sucre roux	2,70
Pêche sèche	5,50	Viande de mouton	2,60
Foie de veau	5,00	Lapin	2,40
Banane sèche	4,80	Olive verte	2,00
Cœur de bœuf	4,60	Datte	2,00
Noisette	4,50	Viande de porc	2,00
Farine de seigle	4,50	Viande d'agneau	2,00
Amande	4,40	Pain de seigle	2,00
Flocons d'avoine	4,30	Riz complet	2,00
Épinard	3,60	Asperge	2,00
Noix de coco	3,60	Betterave	2,00
Bette	3,50	Petit pois	1,50
Farine complète	3,50	Courgette	1,50
Escargot	3,50	Oignon	1,00
Abricot sec	3,50	Banane	1,00
Figue sèche	3,50	Ananas	1,00

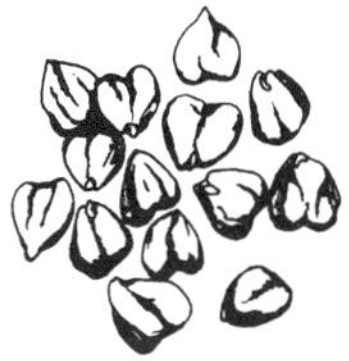

5. **Fluor** (F)

Le corps contient environ 2,6 g de fluor qui se fixent principalement dans l'émail des dents et les os.

— Prévient la carie dentaire.
— Aide à la recalcification (après une fracture).
— Indiqué en cas de scoliose et de rachitisme.
— Recommandé pendant la grossesse et l'allaitement.

Besoins : ils font l'objet de bien des polémiques ; nous ne prendrons pas parti dans cette controverse. Disons qu'il en faut ni trop peu (sinon attention aux caries), ni trop (on risque alors la surcharge appelée *fluorose*). Un mg/jour semble suffisant pour la prévention des caries.

Aliments contenant du fluor (non quantifiable) :	
Eau de boisson (quantités de fluor variables selon les sols) L'eau de Badoit contient 1,17 mg de fluor par litre Thé Épinard Chou	Lait Vin Céréales complètes Abricot Fruit de mer, poisson Graine de tournesol

Compléments alimentaires contenant du fluor :

— Eau de mer.
— Plasma de Quinton.
— Algues marines.
— Poudre d'huîtres.
— Organolysat de poisson.
— Laitance de poisson.

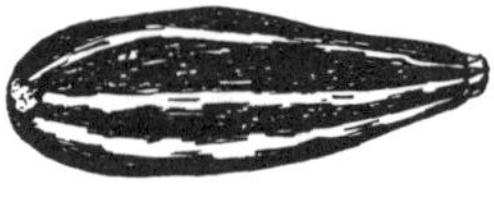

6. Iode (I)

Le corps contient de 0,01 à 0,03 g d'iode, essentiellement présent dans la thyroïde.

Propriétés : l'iode permet la synthèse des hormones thyroïdiennes, ce qui est absolument essentiel pour l'ensemble de l'organisme, car celles-ci commandent le métabolisme cellulaire, les vitesses de réactions enzymatiques, les phénomènes de combustion et la consommation d'oxygène.

Indications : hypothyroïdes, obésité, hypertension, lymphatisme.

Aliments contenant de l'iode (en mg/100 g) :

Morue	0,100	Maquereau	0,010
Thon	0,080	Merlan	0,010
Hareng	0,070	Anguille	0,010
Sardine	0,050	Pruneau	0,010
Crabe	0,040	Ail	0,009
Crevette	0,040	Carotte	0,009
Turbot	0,040	Fraise	0,008
Daurade	0,040	Tomate	0,007
Haricot vert	0,030	Oseille	0,007
Ananas	0,030	Brochet	0,006
Grondin	0,030	Brème	0,006
Moule	0,030	Laitue	0,005
Homard	0,030	Noix	0,004
Oignon	0,020	Noisette	0,003
Navet	0,020	Citron	0,003
Mûre	0,020	Truite	0,003
Groseille	0,020	Farine complète	0,002
Colin	0,020	Épinard	0,002
Huître	0,018	Melon	0,002
Champignon de Paris	0,018	Raisin	0,002
Radis	0,017	Poireau	0,001
Lait	0,012	Pain complet	0,001

Besoins journaliers : les besoins en iode varient selon la région où l'on habite (plus ou moins proche de la mer) : entre 100 et 500 µg/jour.

Un apport inférieur à 50 µg/jour peut avoir de graves conséquences à long terme, cette carence pouvant conduire à la formation d'un goitre.

Une alimentation équilibrée et diversifiée couvre les besoins quotidiens.

Composants alimentaires riches en iode :

— Algues marines.
— Eau de mer.
— Organolysat de poisson.
— Laitance de poisson.
— Poudre d'huîtres.
— Plasma de Quinton.

* *
*

7. Magnésium (Mg)

Le corps humain contient environ 30 g de magnésium présents dans les os, les muscles, les reins, le foie et le cœur.

— Contribue aux grands métabolismes cellulaires.
— Facilite la croissance en aidant le calcium et le phosphore à se fixer.
— Agit sur l'équilibre du système nerveux.
— Puissant activateur d'enzymes.
— Transmet l'influx nerveux aux muscles.
— Régularise les contractions cardiaques.
— Participe au processus de défense de l'organisme en favorisant les anticorps de nature protéique.

Indications : spasmophilie, troubles neuromusculaires, hypertension, palpitations cardiaques, fragilité des dents, des ongles et de la peau, stress, maladies infectieuses, affaiblissement des défenses immunitaires.

Besoins journaliers (variables suivant l'âge) :

— Nourrisson .... 50 mg/jour
— Enfant de moins de 5 ans .... 100 mg/jour
— Enfant de 5 à 10 ans .... 150 mg/jour

— Enfant de 10 à 15 ans .... 250 mg/jour
— Adolescent de 15 à 20 ans .... 350 mg/jour
— Adulte (homme et femme) .... 300 mg/jour
— Femme enceinte .... 400 mg/jour
— Femme allaitante .... 450 mg/jour

Aliments contenant du magnésium (en mg/100 g) :			
Cacao (poudre pure)	410	Oignon	110
Amande	255	Banane sèche	105
Escargot	250	Chocolat noir à croquer	100
Soja en grains	240	Lentille	80
Noix du Brésil	225	Sel	75
Arachide	180	Châtaigne	75
Noisette	150	Figue sèche	75
Haricot blanc	140	Noix de coco	70
Noix	135	Datte	65
Pain complet	130	Bette	65
Pois cassé	125	Abricot sec	60
Maïs en grains	120	Mélasse	60
Riz complet	115	Épinard	55

Compléments alimentaires riches en magnésium :

— Chlorure de magnésium.
— Germe de blé.
— Plasma de Quinton.
— Eau de mer.
— Dolomie (ou dolomite).
— Farine d'os.

8. **Manganèse** (Mn)

— Le corps humain contient environ 15 mg de manganèse essentiellement présents dans le foie et dans les reins.

— Puissant antiallergique.

— Favorise le métabolisme des graisses et des sucres.

— Action anti-infectieuse.

— Renforce l'immunité naturelle de l'organisme.

Indications : asthme, rhume des foins, urticaire, eczéma, migraines, insuffisance hépatique, dyspepsie, cystite.

Besoins journaliers : quantitativement mal connus ; ils seraient de l'ordre de 1,5 à 2 mg par jour.

Aliments contenant du manganèse (en mg/100 g) :

Noisette	4,20	Olive verte	0,50
Châtaigne	3,70	Petit pois	0,50
Myrtille	3,30	Haricot vert	0,45
Pois cassé	2,40	Pêche	0,40
Soja en grains	2,30	Foie de veau	0,40
Haricot blanc	2,00	Artichaut	0,35
Amande	1,80	Figue sèche	0,35
Noix	1,70	Pruneau	0,30
Arachide	1,50	Raisin sec	0,30
Noix de coco	1,40	Asperge	0,30
Ail	1,30	Endive	0,30
Pain complet	1,20	Huître	0,20
Ananas	1,00	Chou vert	0,20
Betterave	0,90	Abricot	0,20
Persil	0,90	Tomate	0,15
Épinard	0,80	Datte	0,15
Banane	0,75	Lait	0,10
Pain blanc	0,60	Œuf	0,02
Cresson	0,50	Viande	0,02
Laitue	0,50	Poisson	0,02
Framboise	0,50		

Composants alimentaires riches en manganèse :

— Algues marines.
— Germe de blé.
— Pollen.
— Eau de mer.
— Plasma de Quinton.
— Mélasse.

9. **Phosphore** (P)

Le corps humain contient environ 700 g de phosphore qui est le minéral le plus abondant après le calcium. Il se répartit entre le squelette (500 g), les muscles (100 g) et les tissus mous (100 g).

— Associé au calcium, il contribue à la structure des os.

— Il se combine aux lipides pour former certains composés essentiels des tissus nerveux : les *phospholipides* (dont la lécithine).

— Il facilite la production d'énergie par son action métabolique au niveau cellulaire.

Indications : déminéralisation, ostéoporose, rachitisme, surmenage intellectuel, anxiété, angoisse, insomnie, spasmophilie, caries dentaires, convalescence.

Besoins journaliers (variables en fonction de l'âge) :
— Enfant jusqu'à 10 ans .... 1 000 mg/jour
— Adolescent .... entre 1 000 et 1 400 mg/jour
— Femme enceinte .... 1 500 mg/jour

Compléments alimentaires contenant du phosphore :

— Lécithine de soja.
— Laitance de poisson.
— Organolysat de poisson.
— Germe de blé.
— Farine d'os.
— Corne de cerf.

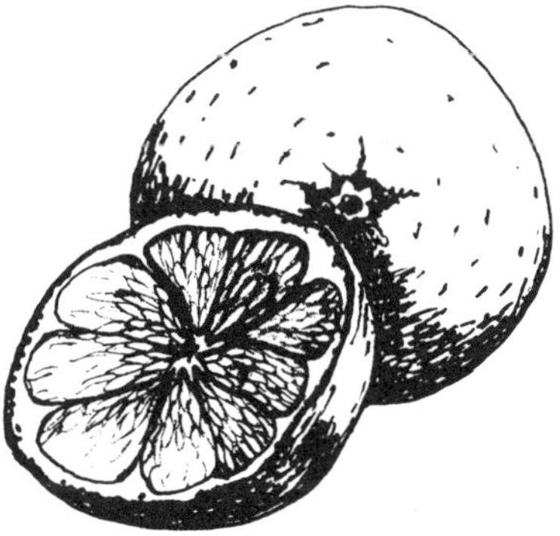

Aliments contenant du phosphore (en mg/100 g) :

Parmesan	800	Crevette	300
Cacao en poudre	700	Livarot	300
Emmenthal	660	Pont-l'évêque	300
Gruyère	600	Chocolat à croquer	290
Jaune d'œuf	580	Rognon de porc	290
Soja en grains	580	Buccin	290
Gruyère fondu	500	Bleu de Bresse	280
Sardine fraîche	490	Chocolat au lait	280
Amande	470	Saumon frais	270
Cantal	460	Esturgeon	270
Arachide	420	Farine de sarrasin	260
Haricot blanc en grains	410	Moule	250
Lentille	410	Écrevisse	240
Flocons d'avoine	400	Merlan	240
Noix	390	Hareng frais	240
Pois chiche	375	Raie	240
Farine complète	370	Maquereau	230
Roquefort (fromage de)	360	Brème	230
Saint-paulin	360	Carpe	220
Cervelle de veau	350	Truite	220
Daurade	350	Perche	210
Crabe	350	Coquille Saint-Jacques	210
Pois cassé	340	Viande de bœuf	200
Foie de porc	330	Volaille	200
Hollande (fromage de)	330	Brochet	200
Noisette	310	Tanche	200
Riz complet	300	Clovisse	200
Cervelle de bœuf	300	Coque	200
Foie de veau	300	Homard	200
Thon en conserve	300		

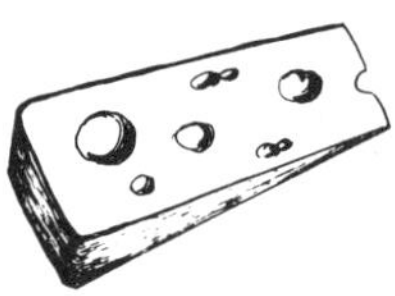

10. **Potassium** (K)

Le corps humain contient environ 140 g de potassium, présents à l'intérieur de toutes les cellules.

— Le potassium règle la teneur en eau de chaque cellule du corps humain. Un merveilleux équilibre s'établit de part et d'autre de la membrane des cellules, le potassium restant à l'intérieur et le calcium à l'extérieur.

— Avec le sodium, il régularise la pression osmotique et permet l'équilibre acide/base.

— Il accroît l'excitabilité du cœur, des muscles et du système nerveux.

— Il intervient dans le métabolisme des protéines et des glucides.

Indications : pertes digestives intempestives (vomissements, diarrhées), abus de laxatifs et de diurétiques.

Besoins journaliers : environ 50 mg par jour ; les besoins sont supérieurs pendant la croissance.

Compléments alimentaires contenant du potassium :

— Mélasse.
— Filtrat de soja.
— Germe de blé.
— Pollen.
— Algues marines.
— Eau de mer.

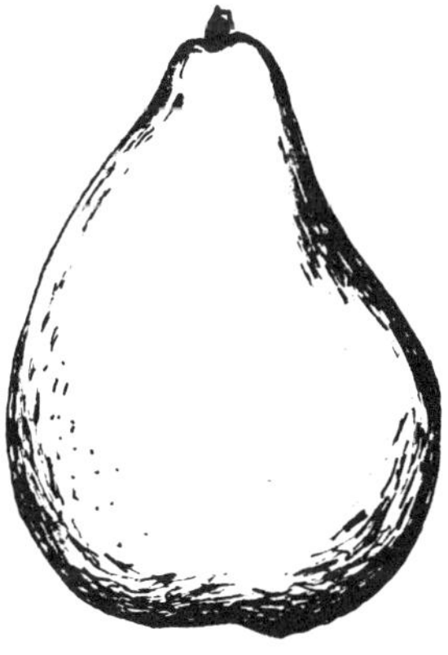

Aliments contenant du potassium (en mg/100 g) :			
Soja en grains	1 860	Champignon de Paris	460
Abricot sec	1 850	Pomme de terre	450
Cacao en poudre pure	1 600	Pissenlit	440
Mélasse	1 350	Artichaut	430
Haricot blanc en grains	1 200	Mâche	420
Pêche sèche	1 150	Coquille Saint-Jacques	420
Banane sèche	1 140	Chou de Bruxelles	420
Olive verte	1 100	Chocolat au lait	420
Châtaigne	910	Truite	410
Pois cassé	880	Chou brocoli	410
Figue sèche	880	Citrouille	400
Persil frais	840	Oseille	400
Pruneau	820	Banane	400
Lentille	810	Endive	390
Datte	790	Scarole	390
Fenouil	780	Abricot frais	390
Amande	745	Chocolat noir	390
Raisin sec	725	Daurade	350
Arachide	690	Cassis	350
Noix du Brésil	635	Cabillaud	340
Noisette	610	Sole	330
Épinard	580	Limande	330
Poire sèche	580	Saumon	330
Pomme sèche	570	Petit pois	330
Bette	550	Moule	310
Raifort	530	Carotte	305
Noix	520	Viande de bœuf	300
Ail	515	Poireau	300
Avocat	510	Cresson	300
Cèpe	490	Betterave rouge	300
Sardine fraîche	490		

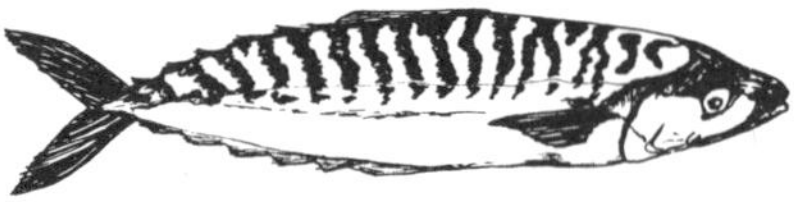

11. **Sodium** (Na)

Le corps humain contient environ 100 g de sodium lesquels sont présents dans tous les liquides dans lesquels baignent les cellules : liquides interstitiels et liquides circulants.

— Le rôle du sodium est absolument fondamental : il contrôle la répartition de l'eau et la régulation de cette eau à l'extérieur des cellules, maintenant la pression osmotique du liquide extra-cellulaire et assurant l'équilibre acide-base.

— Il permet les contractions musculaires.

— Il régularise le fonctionnement des glandes sécrétoires (qui produisent la salive, la sueur).

Indications : forte chaleur, grande activité physique, compétition sportive intense, pertes digestives (vomissements, diarrhées), excès de diurétiques ou de laxatifs.

Besoins journaliers : entre 800 et 1 600 mg par jour. Comme nous consommons environ 4 000 mg de sodium par jour (avec le sel de table qui est du chlorure de sodium), il ne

Aliments contenant du sodium (en mg/100 g) :			
Sel de cuisine	40 000	Parmesan	750
Jambon fumé	2 300	Hareng fumé	700
Olive en saumure .	2 200	Brie	690
Bretzel	1 500	Emmenthal	650
Caviar	1 500	Choucroute	650
Saucisson	1 400	Mayonnaise	650
Corned-beef	1 300	Conserve de tomates	590
Salami	1 250	Pain complet	520
Camembert	1 100	Crabe	400
Saucisse	1 100	Crevette	400
Hareng saur	1 000	Homard	300
Jambon cuit	900	Biscuit sec	300
Roquefort	850	Conserve de légumes	300
Bleu de Bresse ...	850	Huître	290
Crème de gruyère .	820	Biscotte	260
Anguille fumée ...	800	Moutarde	260
Sardine à l'huile ..	750	Margarine	250

peut y avoir de carence, mises à part les circonstances particulières que nous citons plus haut (indications).

Dans certains cas, au contraire, il est impératif de limiter notre consommation de sodium en réduisant ou en supprimant l'addition de sel dans la cuisine : maladies à œdème (gonflements dus à l'excès de rétention d'eau comme dans les insuffisances cardiaques), hypertension, fin de la grossesse (trois derniers mois) et obésité.

Compléments alimentaires contenant du sodium :

— Eau de mer.
— Algues marines.
— Plasma de Quinton.
— Poudre d'huîtres.
— Seitan.
— Tempeh.

Aliments pauvres en sodium

Conseillés, bien sûr, dans tous les cas de prescription de régime dit « sans sel » :

— Tous les fruits, jus de fruits frais, fruits secs.
— Tous les légumes (à condition de les faire cuire sans sel).
— Toutes les céréales (à condition de les faire cuire sans sel), les flocons de céréales, les farines.
— Les pâtes (à condition de les faire cuire sans sel).
— Les boissons : vin, cidre, bière...
— Le lait, les fromages blancs, les yaourts...
— L'huile.
— Les confitures « maison » (sans salicylate).
— Les pâtisseries « maison » (sans bicarbonate).
— Les poissons (frais et cuits sans sel).
— Les viandes (cuites sans sel).

Produits sans sel disponibles dans les magasins « de régime »

Ces produits sont fabriqués sans aucune addition de sel, contrairement aux produits traditionnels ; ils sont conseillés dans le cas de prescription de régime « sans sel » :

— Pain sans sel (frais).
— Pain de mie sans sel (longue conservation).
— Pain grillé et biscottes sans sel.
— Longuets sans sel.
— Pâtes sans sel (plusieurs variétés).
— Biscuits sans sel (plusieurs variétés).
— Conserves de légumes sans sel (toute la gamme habituelle).
— Jambon cuit de régime et pâté de campagne de régime sans sel.
— Sardines à l'huile et thon en conserve sans sel.
— Plats cuisinés sans sel en bocaux (grande variété).
— Sauce tomate, ketchup, moutarde, margarine, crème de gruyère, cornichon, mayonnaise... sans sel.
— Potages de légumes en sachets sans sel.
Etc.

12. **Soufre** (S)

Le corps humain contient environ 300 mg de soufre qui sont présents dans toutes les cellules, mais plus particulièrement dans celles qui sont riches en acides aminés soufrés (peau, ongles, cheveux).
— Le soufre permet aux cellules d'éliminer leurs toxines en les neutralisant.
— Il facilite la respiration des cellules.
— Puissant agent de régénération cellulaire.

Indications : chute des cheveux, ongles cassants, eczéma, urticaire, acné, peaux grasses, migraines, rhumatismes, bronchite, insuffisance hépatique.

Besoins journaliers : les besoins de l'organisme sont mal connus sur le plan quantitatif.

Compléments alimentaires contenant du soufre :

— Algues marines.
— Germe de blé.
— Eau de mer.
— Pollen.
— Levure de bière.
— Plasma de Quinton.

Aliments contenant du soufre (en mg/100 g) :			
Moule	370	Morue	200
Coquille Saint-Jacques	340	Hareng	200
Soja en grains	320	Grondin	200
Clovisse	320	Flocons d'avoine	190
Crevette	300	Brochet	190
Esturgeon	290	Noix	190
Églefin	230	Persil	190
Viande d'agneau	230	Jaune d'œuf	190
Viande de cheval	225	Viande de veau	180
Viande de mouton	215	Colin	180
Haricot blanc	210	Turbot	180
Truite	200	Moutarde	170
Viande de bœuf	200	Pois cassé	170
Viande de porc	200	Noix	160
Raifort	200	Cresson	150
Poulet	200	Chou	140
Gibier	200	Pêche sèche	140
Cabillaud	200	Pain complet	120
Lentille	200	Ail	120
Cacao	200	Oignon	120
Noisette	200		

* *
*

13. **Zinc** (Zn)

Le corps humain contient environ 3 g de zinc qui se trouvent surtout dans le foie, le pancréas, les organes génitaux et l'hypophyse.

— Il entre dans la composition de plus de 80 enzymes et participe aux principaux métabolismes (glucides, lipides, protides), ainsi qu'à la synthèse des acides nucléiques.

— C'est l'un des composants de l'insuline pancréatique.

— Il stimule la production des lymphocytes, ce qui lui fait jouer un rôle important dans le processus de l'immunité.

Indications : insuffisance hypophysaire, asthénie, fatigue, impuissance, troubles nerveux, troubles de la ménopause.

Besoins journaliers : environ 15 mg par jour ; les besoins sont couverts par une alimentation diversifiée.

Aliments contenant du zinc (en mg/100 g) :			
Huître	16,00	Volaille	2,50
Foie de veau	9,00	Homard	2,50
Foie de porc	9,00	Hareng	2,00
Lentille	5,50	Morue	2,00
Haricot blanc	5,50	Noix	2,00
Pain complet	5,00	Moule	2,00
Farine complète	5,00	Crabe	2,00
Viande de bœuf	4,00	Carotte	1,50
Jaune d'œuf	4,00	Chou	1,50
Pois cassé	3,50	Amande	1,50
Flocons d'avoine	3,00	Noisette	1,50
Viande de veau	3,00	Ail	1,00
Soja en grains	3,00	Betterave rouge	1,00

Compléments alimentaires contenant du zinc :

— Germe de blé.
— Algues marines.
— Eau de mer.
— Plasma de Quinton.
— Poudre d'huîtres.
— Pollen.

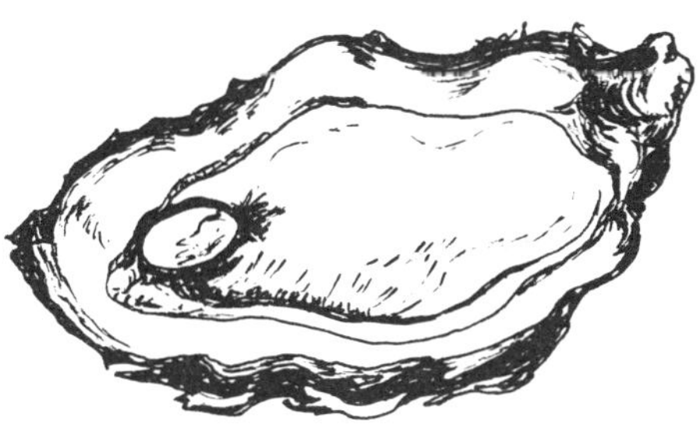

notes personnelles

CHAPITRE VI

Les oligo-éléments

Certains sels minéraux sont présents dans le corps humain, non pas massivement (tel le calcium qui entre dans la structure des os), mais de façon infime : leur présence se mesure parfois en gammas (millionièmes de grammes) ; c'est dire que leur rôle n'est pas « constitutionnel » ; **seule leur présence compte.** Ce sont des **catalyseurs** qui participent activement, dans l'intimité des tissus organiques, aux manifestations enzymatiques, aux réactions chimiques...

Ce n'est pas leur quantité qui compte, mais leur présence : ils sont indispensables, même à dose infinitésimale, même à l'état de « traces », au fonctionnement harmonieux du corps humain. On les nomme **oligo-éléments** et on les connaît encore assez mal quant à leur présence dans les aliments et quant à leur rôle exact dans l'organisme, mais il ne faut surtout pas les négliger (1).

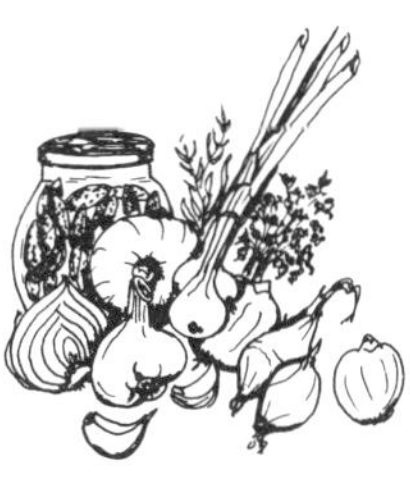

1. Voir, du docteur Claude Binet : *Oligo-éléments et oligothérapie* (Éditions Dangles).

1. **Aluminium** (Al)

Le corps contient environ 1 mg d'aluminium par kilogramme de poids.

Ce métal agit contre l'insomnie et l'atonie cérébrale. Les aliments en fourniraient environ 10 mg/jour, mais la cuisson dans des ustensiles de cuisine en aluminium ferait monter ce chiffre au-delà de 50 mg, ce qui est à éviter.

Aliments contenant de l'aluminium (non quantifiable) :	
Peau des pommes de terre Persil Oignon	Chou Poireau

2. **Arsenic** (As)

L'arsenic est présent dans l'organisme à des doses très faibles.

C'est un tonique qui améliore le terrain et renforce les défenses de l'organisme. Il est indiqué en cas d'anémie, de surmenage, de convalescence, de dépression, de lymphatisme et de rachitisme.

Aliments contenant de l'arsenic (non quantifiable) :	
Poisson Coquillage et crustacé Chou	Cresson Laitue Navet

3. **Brome** (Br)

Des générations d'enfants ont autrefois dormi (par force) sous l'effet du bromure de sodium ou de potassium. Le brome est un calmant et un sédatif.

Aliments contenant du brome (non quantifiable) :	
Céréales complètes Lentille	Haricot vert Foie

4. **Cobalt** (Co)

Le corps contient environ 0,3 mg de cobalt par kilogramme de poids.

C'est dans la vitamine B12 que l'on trouve le plus de cobalt (6 %) ; on en trouvera donc dans les aliments riches en vitamine B12.

On conseille le cobalt en cas d'anémie, de palpitations, de crampes, de migraines, d'artérite, d'hypertension et de troubles de la thyroïde.

Aliments contenant du cobalt (non quantifiable) :	
Viande, foie, rognon Lait	Poisson, coquillage Œuf

5. **Chrome** (Cr)

Le corps contient 6 mg de chrome qui participent au métabolisme des graisses et des sucres. Il favorise la croissance et potentialise l'action de l'insuline.

Aliments contenant du chrome (non quantifiable) :	
Huile, graisse Viande	Cresson

6. **Lithium** (Li)

Le corps contient 30 μg de lithium ; réputé actif contre la dépression nerveuse, l'anxiété, l'insomnie et les troubles psychologiques.

Aliments contenant du lithium (non quantifiable) :	
Poisson Crustacé	Pomme de terre Radis

7. **Molybdène** (Mo)

La quantité de molybdène contenue dans le corps est mal connue. On le retrouve dans la composition de certains enzymes, dont la xanthine-oxydase. Comme le fluor, il serait préventif de la carie dentaire.

Aliments contenant du molybdène (non quantifiable) :	
Sarrasin Soja	Lentille Haricot blanc

8. **Nickel** (Ni)

Le corps contient environ 0,10 g de nickel qui joue un rôle au niveau pancréatique. Il est indiqué aux diabétiques ainsi qu'aux hépatiques et dans tous les cas de troubles de la croissance. Il favorise le métabolisme des lipides.

Aliments contenant du nickel (non quantifiable) :	
Soja Haricot blanc Lentille, pois cassé Toutes les céréales complètes Moule	Crustacé Épinard Persil Fève Poivre

9. **Sélénium** (Se)

La quantité de sélénium contenue dans le corps est mal connue.

On parle aujourd'hui beaucoup de cet oligo-élément car on lui attribue des propriétés anticancéreuses qui intéressent les chercheurs.

C'est un antioxydant présent dans plusieurs complexes enzymatiques qui protègent les huiles contre la formation de radicaux libres. Il renforce l'action antioxydante de la vitamine E et aide les cellules à se défendre contre les agressions.

Il serait préventif du cancer en ce sens qu'on le trouve associé à une enzyme qui élimine les peroxydes et empêche la destruction des globules rouges par oxydation. A suivre...

Aliments contenant du sélénium (non quantifiable) :	
Céréales complètes Farines complètes	Fruit frais Légume frais

10. Silicium (Si)

Le corps contient environ 0,25 g de silicium, en particulier dans la peau et les os.

Il s'oppose au vieillissement de l'organisme, favorise la croissance et active la cicatrisation des plaies.

Besoins : environ 30 mg/jour.

Aliments contenant du silicium (non quantifiable) :	
Oignon Ail Échalote Ciboulette Céréales complètes Farines complètes Pain complet	Pêche Radis Chou-fleur Haricot Petit pois Pomme

*
* *

11. Autres oligo-éléments

Certains sels minéraux deviennent toxiques lorsqu'ils dépassent un certain seuil dans l'organisme. Ces intoxications peuvent être chroniques, lentes et pernicieuses, mais peuvent également être brutales, aiguës et provoquer des nausées, vomissements ou douleurs abdominales.

Il semblerait pourtant que ces minéraux toxiques à fortes doses (arsenic, mercure...) soient salutaires à doses infinitésimales, à l'état de traces, d'oligo-éléments. Nous savons encore bien peu de choses sur eux, quant à leur présence dans l'organisme ou dans les aliments, mais nous avons tenu à les citer ici en espérant que, dans les années à venir, les chercheurs nous informeront mieux à leur sujet.

Antimoine (Sb)

Nous ne possédons pas d'informations sur la teneur des aliments en antimoine. Il a une action sur l'arthrose, les rhumatismes, la bronchite et le rhume des foins.

Argent (Ag)

C'est un antiseptique indiqué dans les affections rhino-pharyngées et pulmonaires, ainsi que dans tous les problèmes gynécologiques.

Les sources d'argent au travers de l'alimentation ne sont pas bien déterminées ; il y en aurait dans les algues marines et la levure de bière.

Bismuth (Bi)

Ce métal peut provoquer des intoxications graves (encéphalites aiguës). Il est utilisé dans les angines et les affections de la gorge en général. Sa présence dans les aliments n'est pas connue et il n'a pas été dosé dans l'organisme.

Bore (B)

Ce biocatalyseur présent dans le sol et dans les eaux se retrouve donc dans l'alimentation, mais à des doses mal connues.

Cadmium (Cd)

Ce métal très toxique peut être absorbé lorsque les vinaigrettes attaquent les faïences émaillées ; il faut donc faire attention à l'état de vos plats. Il y en a aussi dans la fumée de cigarette et dans l'eau polluée par les engrais.

Étain (Sn)

Son rôle est mal connu ; il potentialiserait l'action du fluor sur la carie dentaire et constituerait un facteur de croissance.

La consommation d'aliments conservés dans des boîtes en fer blanc peut provoquer des intoxications par ce métal. On connaît mal sa présence dans l'organisme et dans les aliments.

Or (Au)

La teneur en or de l'organisme est mal connue, ainsi que celle des aliments. On sait seulement que l'or stimule l'activité cellulaire et a une action anti-infectieuse.

Platine (Pt)

On ne sait à peu près rien de cet oligo-élément quant à son rôle dans l'organisme, nos besoins et sa présence dans les aliments.

Plomb (Pb)

Métal très toxique que nous absorbons essentiellement par le biais de la pollution atmosphérique en respirant les gaz d'échappement des véhicules à moteur ou en buvant de l'eau ayant traversé des conduites en plomb. Le seuil de tolérance est de 0,4 mg par litre de sang ; au-delà, il y a risque d'intoxication aiguë ou chronique (saturnisme).

Tout ce que l'on sait sur sa présence dans l'alimentation est que les abats en contiennent.

Uranium (U)

Comme pour le platine, on ne sait à peu près rien de cet oligo-élément quant à son rôle dans l'organisme, nos besoins et sa présence dans les aliments.

Compléments alimentaires riches en oligo-éléments divers :

— Algues marines.
— Eau de mer.
— Plasma de Quinton.
— Germe de blé.
— Pollen.
— Levure de bière.
— Gelée royale.
— Argile.
— Poudre d'huîtres.
— Organolysat de poisson.

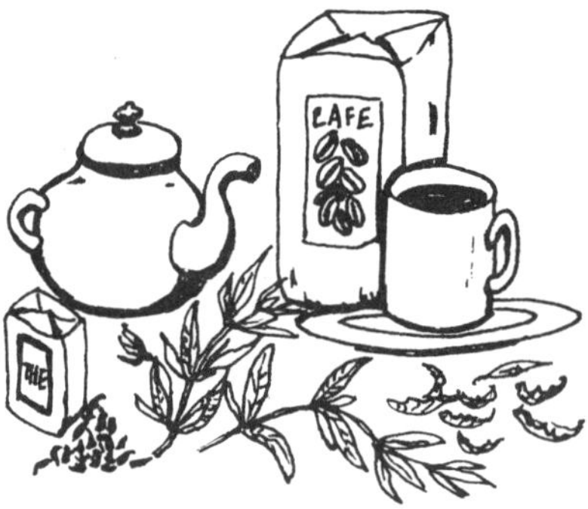

CHAPITRE VII

Eau et eaux minérales

Le besoin en eau est le plus impérieux de tous les besoins nutritionnels. En effet, si les aliments fournissent ce dont l'organisme a besoin (de l'énergie, des éléments pour entretenir et régénérer les tissus, ainsi que les substances minérales et vitaminiques permettant l'assimilation de ces éléments), leur dégradation métabolique entraîne la formation de nombreux déchets.

Or, ces déchets inutilisables par l'organisme, parfois toxiques, s'accumulent dans le sang et dans les tissus. Il faut absolument les **éliminer** ; c'est vital, sinon on meurt empoisonné.

Il y a deux grandes voies d'élimination : les selles et les urines. Et pour nettoyer l'organisme de ses déchets, deux éléments sont essentiels : les **fibres végétales** (qui accélèrent le transit intestinal et contribuent à la formation des selles) et l'**eau** (qui contribue à la formation des urines).

Le besoin en eau est malheureusement méconnu et négligé, alors que l'on commence à beaucoup parler des fibres. Beaucoup de femmes, en particulier, ne boivent pas assez dans la crainte injustifiée de grossir ; or l'excès pondéral n'est en aucun cas dû à l'eau, mais à la graisse.

Le besoin en eau est le plus important des besoins nutritifs. On peut se priver de manger pendant assez longtemps (l'organisme puisant alors dans ses réserves), mais on ne peut subsister plus de deux jours sans boire (même les jeûnes les plus stricts ne peuvent exclure l'eau).

Nous nécessitons chaque jour environ 2,5 litres d'eau. Les aliments nous en apportant de 1 à 1,5 litre, le complément doit être assuré par la boisson.

1. Teneur en eau des aliments

Le corps humain contient environ 60 % d'eau ; cela revient à dire qu'un homme de 70 kg est constitué partiellement de 42 kg d'eau.

Pour les aliments, c'est exactement la même chose : tout ce que nous mangeons contient de l'eau, en quantité variable selon la nature de l'aliment, la majorité d'entre eux étant constituée par plus de 75 % d'eau (l'éventail est grand, de la noisette qui en contient 5 % jusqu'au concombre qui en contient 96 %). Il est donc absolument essentiel de connaître la teneur en eau des aliments, de façon à pouvoir en tenir compte pour le calcul de sa ration hydrique quotidienne, en fonction de ce que l'on mange et en fonction éventuellement du régime, parfois très précis, que l'on peut être amené à suivre.

Prenons un exemple : imaginons un repas composé de carottes râpées + sole + haricots verts + fromage blanc + pomme. Calculons la quantité d'eau absorbée au cours de ce repas, en dehors de toute consommation de boisson :

— 100 g de carottes râpées (89 % d'eau)	89 g
— 1 sole de 150 g (82 % d'eau)	123 g
— 150 g de haricots verts (89 % d'eau)	134 g
— 1 fromage blanc de 125 g (80 % d'eau)	100 g
— 1 pomme de 100 g (84 % d'eau)	84 g
— 1 tranche de 50 g de pain complet (37 % d'eau)	18 g
Total de l'eau absorbée au cours de ce repas .	552 g

En absorbant ce simple repas, c'est donc comme si l'on avait bu plus de 1/2 litre d'eau, en dehors de toute boisson, et encore n'avons-nous pas comptabilisé l'eau contenue dans les assaisonnements des plats (carottes, sole, haricots verts). C'est considérable ! Si nous arrivons sensiblement à la même quantité pour le repas du soir, cela fait l'équivalent d'un litre d'eau absorbée dans la journée au cours des deux principaux repas, en dehors de tout le reste : petit déjeuner, boissons...

Il importe donc de bien connaître la teneur en eau des aliments pour établir aussi correctement que possible la composition de ses menus en fonction du but que l'on recherche en suivant une diététique bien précise.

Les tableaux qui suivent (teneur en eau des aliments) sont établis en pourcentage par rapport au poids de l'aliment concerné. Exemple : cassis = 75 signifie qu'il y a 75 % d'eau dans le cassis.

Teneur en eau des fruits (en pourcentage du poids) :

Abricot	86 %	Mûre	83 %
Abricot sec	24 %	Nèfle	74 %
Airelle	85 %	Noisette	5 %
Amande	5 %	Noix	3 %
Ananas	86 %	Noix de cajou	4 %
Arachide	8 %	Noix du Brésil	5 %
Avocat	68 %	Noix de coco	47 %
Banane	75 %	Olive verte	70 %
Banane sèche	20 %	Olive noire	73 %
Brugnon	83 %	Orange	87 %
Cassis	75 %	Pamplemousse	89 %
Cerise	82 %	Papaye	85 %
Châtaigne	9 %	Pastèque	92 %
Citron	89 %	Pêche	86 %
Coing	83 %	Pignon de pin	5 %
Datte	20 %	Pistache	5 %
Figue	90 %	Poire	83 %
Figue sèche	24 %	Poire sèche	24 %
Fraise	90 %	Pomme	84 %
Framboise	82 %	Pomme sèche	22 %
Goyave	81 %	Prune	85 %
Groseille	84 %	Pruneau	24 %
Kaki	80 %	Raisin	81 %
Litchi	80 %	Raisin sec	24 %
Mandarine	88 %	Rhubarbe	95 %
Mangue	79 %		

Teneur en eau des légumes (en pourcentage du poids) :

Ail	63 %	Haricot blanc sec	17 %
Artichaut	88 %	Haricot vert	89 %
Asperge	93 %	Laitue	94 %
Aubergine	92 %	Lentille	12 %
Bette	91 %	Mâche	94 %
Betterave rouge	87 %	Maïs en grains	74 %
Carotte	89 %	Melon	92 %
Céleri en branches	93 %	Navet	90 %
Céleri-rave	80 %	Oignon	87 %
Cerfeuil	80 %	Oseille	90 %
Champignon de Paris	91 %	Persil	84 %
Chicorée frisée	95 %	Piment rouge	72 %
Choux blanc et vert	93 %	Piment vert	80 %
Chou de Bruxelles	85 %	Pissenlit	85 %
Choucroute	93 %	Poireau	88 %
Chou brocoli	90 %	Pois chiche	11 %
Ciboulette	90 %	Petit pois	75 %
Citrouille	90 %	Pois cassé	11 %
Concombre	96 %	Poivron	92 %
Cornichon	96 %	Pomme de terre	77 %
Courge	92 %	Radis	93 %
Cresson	93 %	Raifort	76 %
Échalote	80 %	Salsifis	80 %
Endive	93 %	Scarole	94 %
Épinard	92 %	Soja en grains	8 %
Fenouil	90 %	Tomate	94 %

Teneur en eau des viandes et volailles
(en pourcentage du poids) :

Viande de bœuf	61 %	Lapin	70 %
Viande de mouton	62 %	Canard	55 %
Viande d'agneau	58 %	Dinde	58 %
Viande de veau	69 %	Oie	50 %
Viande de porc	56 %	Poulet	70 %
Foie de veau	70 %	Gibier	72 %
Abats (moyenne)	75 %		

Teneur en eau des poissons (en pourcentage du poids) :			
Anchois	65 %	Maquereau	68 %
Brochet	80 %	Merlan	82 %
Cabillaud	82 %	Raie	78 %
Colin	80 %	Sardine	69 %
Daurade	81 %	Saumon	65 %
Églefin	81 %	Sole	82 %
Gardon	73 %	Thon	59 %
Grondin	78 %	Truite	77 %
Hareng	62 %	Turbot	78 %

Teneur en eau des coquillages et crustacés (en pourcentage du poids) :			
Bigorneau	73 %	Écrevisse	81 %
Coque	90 %	Homard	79 %
Coquille Saint-Jacques	80 %	Huître	83 %
Crabe	77 %	Moule	83 %
Crevette	78 %	Palourde	70 %

Teneur en eau de la charcuterie (en pourcentage du poids) :			
Boudin	30 %	Pâté de foie	37 %
Galantine	50 %	Rillettes	18 %
Jambon cuit	55 %	Saucisse de Toulouse	45 %
Jambon cru	42 %	Lard	20 %

Teneur en eau des produits laitiers (en pourcentage du poids) :			
Lait entier	87 %	Yaourt	86 %
Lait écrémé	90 %	Fromage blanc	80 %
Lait de chèvre	86 %	Petit-suisse	70 %
Crème	61 %		

Teneur en eau des fromages (en pourcentage du poids) :

Bleu de Bresse	40 %	Gruyère	34 %
Brie	57 %	Crème de gruyère	48 %
Camembert	53 %	Hollande (fromage de)	39 %
Cantal	37 %	Livarot	46 %
Chèvre	50 %	Munster	46 %
Coulommiers	55 %	Pont-l'évêque	49 %
Emmenthal	34 %	Roquefort	40 %

Teneur en eau des céréales (en pourcentage du poids) :

Céréales en grains (moyenne)	13 %	Biscotte	8,5 %
Farines de céréales (moyenne)	11,5 %	Pain d'épice	19 %
Flocons de céréales (moyenne)	11 %	Maïzena	12 %
Pain complet	37 %	Semoule de blé	13 %
Pain blanc	34 %	Pâtes	9 %

Teneur en eau des sucreries (en pourcentage du poids) :

Sucre blanc	0 %	Confiture (moyenne)	30 %
Sucre roux	3 %	Gelée de fruits (moyenne)	35 %
Miel	20 %	Chocolat noir	1 %
Sirop de fruits (moyenne)	24 %	Chocolat au lait	1 %
Mélasse	25 %	Bonbon (moyenne)	5 %

Teneur en eau des autres aliments
(en pourcentage du poids) :

Œufs :		**Corps gras :**	
Œuf entier	74 %	Huile	0 %
Jaune d'œuf	50 %	Margarine	16 %
Blanc d'œuf	87 %	Beurre	17 %
Boissons :		Mayonnaise	15 %
Jus de fruits (moyenne)	90 %		
Soda	89 %		
Limonade	89 %		

2. Composition des eaux minérales

Nous avons choisi de vous donner la composition des 10 eaux minérales qui nous semblent les plus représentatives de la consommation française courante actuelle. Bien sûr, cette liste n'est pas exhaustive et nous restons à votre disposition pour vous donner plus de renseignements sur ce sujet (écrire aux auteurs par l'intermédiaire de l'éditeur).

Teneur en calcium des eaux minérales (en mg/l) :			
Vittel Hépar	555	Vichy Célestins	90
Contrexéville	451	Évian Cachat	78
Badoit	272	Vichy Saint-Yorre ..	78
Vittel Grande Source	202	Volvic	10
Perrier	140	Mont-Roucous	0,46

Teneur en magnésium des eaux minérales (en mg/l) :			
Vittel Hépar	110	Vichy Célestins	9
Badoit	102	Vichy Saint-Yorre ...	9
Contrexéville	66	Volvic	6
Vittel Grande Source	36	Perrier	3
Évian Cachat	24	Mont-Roucous	0,28

Teneur en potassium des eaux minérales (en mg/l) :			
Vichy Saint-Yorre	115	Contrexéville	3
Vichy Célestins	71	Perrier	1
Vittel Grande Source	6	Évian Cachat	1
Volvic	5	Mont-Roucous	0,4
Vittel Hépar	4	Badoit	0

Teneur en sodium des eaux minérales (en mg/l) :

Vichy Saint-Yorre	1 744	Contrexéville	8
Vichy Célestins	1 265	Volvic	8
Badoit	180	Évian Cachat	5
Vittel Hépar	21	Vittel Grande Source	3
Perrier	14	Mont-Roucous	3

Teneur en bicarbonates des eaux minérales (en mg/l) :

Vichy Saint-Yorre	4 263	Contrexéville	386
Vichy Célestins	3 245	Évian Cachat	357
Badoit	1 700	Perrier	347
Vittel Hépar	403	Volvic	64
Vittel Grande Source	402	Mont-Roucous	7,3

Teneur en sulfates des eaux minérales (en mg/l) :

Vittel Hépar	1 480	Perrier	51
Contrexéville	1 058	Évian Cachat	10
Vittel Grande Source	306	Volvic	7
Vichy Saint-Yorre	182	Mont-Roucous	traces
Vichy Célestins	129	Badoit	traces

3. Teneur en alcool des boissons

- Bière .... 4°
- Cidre .... 5°
- Vins .... 10 à 12°
- Apéritifs genre vin doux .... 15 à 18°
- Porto .... 17°
- Apéritifs type vermouth .... 18°
- Liqueurs .... 20 à 30°
- Whisky .... 40°
- Rhum .... 40 à 45°
- Vodka .... 45°
- Cognac et Armagnac .... 45 à 50°
- Marc et Eaux-de-vie .... 50°
- Pastis .... 45 à 70°

CHAPITRE VIII

Les fibres alimentaires

1. Le rôle essentiel des fibres dans l'organisme

Cancer du côlon, diverticulite, constipation, appendicite, calculs biliaires, hémorroïdes, obésité... : voici la pathologie caractéristique du citadin type, dans les pays industrialisés de cette fin de XXe siècle. Et quand on sait, en particulier, que le cancer le plus fréquent est celui du côlon, il y a de quoi méditer.

Or ces maladies, si « présentes » chez nous, sont pratiquement inconnues dans les pays pauvres de l'hémisphère Sud ; il y a une raison à cela : **l'alimentation**. Même si leur ration quotidienne est faible, les habitants de ces pays s'alimentent essentiellement de céréales, de légumes et de fruits. Ils ignorent les maladies dégénératives propres à nos pays occidentaux, maladies engendrées par une consommation excessive de viande, de graisse et de sucre.

Pourquoi cette différence ? Les **fibres**, les fibres alimentaires, les fibres végétales sous-estimées par les nutritionnistes du début du siècle et, aujourd'hui, fort heureusement réhabilitées (1).

Les fibres sont des longues molécules complexes qui se trouvent dans la paroi cellulaire des végétaux ; il y en a quatre : la *cellulose*, l'*hémicellulose*, la *pectine* et la *lignine*.

---

1. Voir, de Jean-Luc Darrigol : *Traitements naturels de la constipation* (Éditions Dangles).

Or, contrairement à celui des ruminants, l'organisme humain ne peut pas digérer ces substances, car il ne possède pas les enzymes nécessaires. Ainsi, par exemple, l'intestin des vaches sécrète un enzyme, la *cellulase*, qui transforme la cellulose (polysaccharide) en sucres simples assimilables. Nous, non. Et les fibres végétales qui ne sont donc pas assimilables traversent notre tube digestif sans être digérées, ce qui a une conséquence importante pour la santé : elles accélèrent le transit intestinal, évitant la constipation, le cancer du côlon... Donc, pas d'hésitation : moins de viande, moins de graisse, moins de sucre... et plus de fibres.

Vous trouverez ci-après la teneur des fruits, des légumes et des céréales en cellulose (la fibre la plus importante quantitativement).

Teneur en cellulose des légumes (en mg/100 g) :

Pois cassé	5 400	Aubergine	900
Pois chiche	5 200	Betterave rouge	900
Soja	5 000	Chou-fleur	900
Haricot blanc	4 000	Endive	900
Lentille	3 700	Asperge	800
Salsifis	2 300	Champignon de Paris	800
Artichaut	2 200	Échalote	800
Raifort	2 100	Fenouil	800
Petit pois	2 000	Oignon	800
Poireau	1 800	Oseille	800
Bette	1 700	Radis	800
Persil	1 500	Céleri	700
Haricot vert	1 400	Ciboulette	700
Chou brocoli	1 300	Chicorée frisée	600
Chou vert	1 200	Concombre	600
Carotte	1 100	Cornichon	600
Navet	1 100	Épinard	600
Chou de Bruxelles	1 100	Laitue	600
Ail	1 000	Mâche	600
Chou rouge	1 000	Melon	600
Citrouille	1 000	Tomate	600
Courge	1 000	Cresson	500
Scarole	1 000	Pomme de terre	500

Teneur en cellulose des fruits (en mg/100 g) :

Mûre	9 000	Olive noire	1 600
Myrtille	8 000	Poire	1 500
Raisin sec	6 800	Airelle	1 400
Framboise	6 000	Fraise	1 400
Goyave	5 900	Figue	1 200
Figue sèche	5 800	Mangue	1 000
Châtaigne	5 000	Pomme	1 000
Cassis	4 400	Pêche	1 000
Pomme sèche	4 300	Citron	900
Poire sèche	3 700	Papaye	900
Noisette	3 500	Prune	900
Pêche sèche	3 500	Orange	800
Abricot sec	3 200	Rhubarbe	700
Pruneau	2 800	Abricot	600
Amande	2 700	Banane	600
Arachide	2 500	Pastèque	600
Groseille	2 500	Mandarine	500
Noix	2 400	Ananas	400
Coing	2 400	Brugnon	400
Datte	2 400	Cerise	400
Pistache	2 000	Raisin	400
Avocat	1 800	Pamplemousse	300
Olive verte	1 800		

Teneur en cellulose des céréales (en mg/100 g) :

Son	14 000	Riz complet	900
Farine complète	2 100	Pain blanc	200
Pain complet	1 500	Riz blanc	200

Tous les autres aliments (viande, poisson, charcuterie, lait, fromage, sucre, huile...) ne contiennent pas de cellulose.

notes personnelles

CHAPITRE IX

Ce qu'il faut encore savoir

1. L'équilibre acide/base

Il y a un subtil équilibre entre les acides et les bases dans les humeurs de l'organisme, et particulièrement dans le sang. Pour une personne en bonne santé, le pH du sang varie entre 7,3 et 7,4, soit environ 7,35. Ce pH dépasse très légèrement la neutralité du côté alcalin.

Mais ce qui est remarquable, c'est la stabilité de ce pH reposant sur un mécanisme régulateur complexe mettant en jeu les globules rouges, le plasma, les poumons et les reins. A chaque fois que nous mangeons, les déchets de la combustion des aliments influent sur le pH sanguin, ces déchets étant soit basiques, soit acides, soit neutres.

Il n'est donc pas inutile de connaître les effets des grandes familles d'aliments sur cet équilibre acide/base : certains aliments sont acidifiants, d'autres sont alcalinisants. Aussi bien l'*acidose* que l'*alcalose* sont des troubles graves ; il convient donc, pour rester en bonne santé, de trouver un équilibre alimentaire qui ne contrarie pas le maintien du pH sanguin autour d'une valeur moyenne pratiquement neutre.

a) Aliments alcalinisants

— Tous les fruits frais (y compris le citron), sauf la rhubarbe.
— Tous les fruits secs (figue, raisin...).
— Tous les fruits oléagineux (noix, amande...).

— Les légumes verts (sauf l'oseille).
— Les légumes racines (carotte, céleri, radis...).
— Les légumineuses (pois, lentille...).
— Le lait et les produits laitiers frais (fromage blanc, yaourt...).

Il ne faut pas confondre aliment acidifiant et saveur acide ; par exemple, le citron (saveur acide) est alcalinisant.

b) Aliments acidifiants

— Viandes (bœuf, veau, mouton, porc, cheval).
— Abats (foie, rognon, cervelle...).
— Gibiers, volailles, charcuteries.
— Poissons, crustacés, coquillages.
— Fromages fermentés (roquefort, camembert...).
— Œufs.
— Céréales sous toutes leurs formes (grains, farines, flocons).
— Pain, biscuits.
— Rhubarbe, oseille, vinaigre.

2. L'acide urique

L'acide urique est le terme ultime du catabolisme des bases puriques, ces dernières étant des substances azotées qui entrent dans la composition des nucléotides et des acides nucléiques.

L'acide urique est formé dans le foie, les reins et la muqueuse intestinale, par oxydation de la xanthine sous l'effet de la xanthine-oxydase.

Un excès d'acide urique dans le sang **(hyperuricémie)** est caractéristique des gros mangeurs de viande (qui contient beaucoup de purines). La conséquence de cette hyperuricémie est l'apparition d'inflammations articulaires aiguës affectant en particulier le gros orteil (goutte) et l'encrassement des articulations par des dépôts uratiques.

Teneur en acide urique des aliments (en mg/100 g) :			
Ris de veau	900	Viande de bœuf	120
Anchois	470	Viande de veau	110
Sardine	360	Lièvre	110
Rognon	290	Canard	100
Morue	280	Oie	100
Foie de veau	280	Poulet	90
Cervelle	200	Viande de mouton	90
Hareng	200	Jambon cuit	80
Pigeon	180	Saumon	70
Truite	170	Épinard	70
Langue de bœuf	160	Haricot blanc	50
Saucisse	150	Lentille	50
Saucisson	150	Soja	50
Viande de porc	130	Asperge	50
Dinde	130	Champignon de Paris	50

Aliments pauvres en acide urique (ou n'en contenant pas) :

— Sucre, miel.
— Lait, produits laitiers (fromage blanc, yaourt...).
— Tous les fruits.
— Les légumes, sauf asperge, épinard, champignon de Paris et légumes secs.
— Farine blanche, pain blanc.
— Riz blanc (et autres céréales raffinées), pâte, semoule, tapioca.

3. L'acide oxalique

Certains aliments (oseille, épinard, rhubarbe...) contiennent de l'acide oxalique (diacide à 2 atomes de carbone) qui induit des effets néfastes : la cristallisation, dans l'organisme, des oxalates de calcium.

En cas de calculs urinaires d'origine oxalique, il faut donc veiller à contrôler la teneur en calcium de son alimentation afin de freiner la formation des oxalates... et, bien sûr, ne pas manger d'aliments contenant de l'acide oxalique (liste ci-dessous).

Teneur en acide oxalique des aliments (en mg/100 g) :			
Rhubarbe	500	Pissenlit	25
Cacao	450	Orange	24
Thé	370	Oignon	23
Épinard	320	Fraise	19
Bière	320	Groseille	19
Oseille	300	Mûre	18
Persil	190	Poivron	16
Chocolat à croquer	90	Framboise	15
Céleri	50	Prune	10
Pomme de terre	40	Tomate	8
Carotte	40	Laitue	7
Concombre	40	Banane	6
Haricots blanc et vert	30	Ananas	3
Endive	27	Poire	3

4. Le cholestérol

Le cholestérol est un élément des membranes cellulaires, particulièrement abondant dans les cellules nerveuses. C'est un composant des acides biliaires et le précurseur des hormones sexuelles et corticosurrénales. Il a deux origines :

— L'alimentation en apporte en moyenne 500 mg par jour. Une partie de ce cholestérol d'origine externe est détruite par les bactéries intestinales, une autre partie est éliminée dans les selles. Seule une fraction parvient jusqu'au foie (qui assure la régulation métabolique du cholestérol).

— Le foie et d'autres organes peuvent fabriquer du cholestérol à partir des produits issus des métabolismes glucidique et lipidique.

Quelle que soit son origine, le cholestérol est métabolisé par le foie, puis est transporté dans le corps par le sang.

On estime que le sang peut contenir sans risque pour la santé jusqu'à 2,5 g de cholestérol par litre (1). Au-delà de cette limite, il y a **hypercholestérolémie**, avec ses conséquences bien connues : maladies cardio-vasculaires et athérosclérose. Il convient alors de limiter absolument la consommation d'aliments riches en cholestérol (liste ci-dessous).

Teneur en cholestérol des aliments (en mg/100 g) :

Cervelle de veau	1 800	Fromage gras	150
Jaune d'œuf	1 550	Crème fraîche	125
Foie d'oie	490	Fromage blanc à 45 % de M.G.	125
Rognon de bœuf	420	Viande de bœuf	120
Rognon de veau	410	Viande de porc	100
Rognon de mouton	400	Lard	100
Rognon de porc	365	Jambon	100
Foie de veau	360	Saindoux	90
Foie de porc	340	Volaille	90
Foie de bœuf	320	Maquereau	80
Beurre	280	Hareng	80
Ris de veau	280	Viande de mouton	70
Cervelle de bœuf	240	Viande de veau	65
Langouste	210	Sole	60
Foie de poulet	200	Cabillaud	60
Crevette	200		

5. La caféine

La caféine est un alcaloïde qui agit sur le système nerveux central, le cœur, les vaisseaux sanguins et les reins. On la trouve associée dans le thé avec deux autres alcaloïdes (la théobromine et la théophylline) et dans le cacao (et la noix de kola) avec la théobromine.

La caféine, comme ces autres alcaloïdes, est un excitant qui peut devenir une véritable « drogue » pour les gens qui en abusent au détriment de leur santé.

1. Dans certains pays, on indique 2,20 g et même 1,80 g aux États-Unis.

Teneur en caféine des aliments (en mg/100 g) :

— Une tasse de café de 100 ml	140 mg
— Une bouteille de Coca-Cola de 250 ml ...	50 mg
— Une tasse de thé de 150 ml	45 mg
— Une barre de chocolat de 25 g	20 mg

6. Les nitrates

C'est un problème grave car de nombreux accidents arrivent chaque année, des intoxications d'enfants et, parfois même, de nourrissons. Les nitrates (de sodium et de potassium) sont utilisés comme engrais mais aussi comme conservateurs et fixateurs de couleur (pour la viande et la charcuterie en particulier).

Du fait des fortes concentrations de nitrates dans le sol, on retrouve ces nitrates dans les légumes (en particulier épinard, bette, salade...), ce qui est fortement nuisible pour l'homme car, pendant la digestion, en milieu réducteur dans l'intestin, ces nitrates se transforment en nitrites. Là, les choses se compliquent car (en plus des risques d'intoxications accidentelles) les nitrites sont suspects d'être cancérigènes à long terme. En effet, au contact des amines secondaires issues de la dégradation métabolique des protéines, les nitri-

Teneur en nitrates des aliments (en mg/kg) :

Épinard	2 500	Concombre	250
Bette	2 300	Poireau	250
Salade verte	2 000	Haricot vert	200
Radis	2 000	Saucisson	190
Céleri en branches .	1 750	Salsifis	150
Carotte	450	Rillettes	140
Saucisse de Francfort	400	Tomate	70
Céleri-rave	380	Endive	50
Chou vert	350	Oignon	40
Jambon cuit	290	Champignon de Paris	20

tes forment des nitrosamines, lesquelles provoquent, en expérimentation, le cancer du foie chez le rat.

L'agriculture biologique, qui ignore ces engrais chimiques, nous garantit des légumes sains ; à vous de les choisir, de préférence à ceux du commerce traditionnel.

7. Les effets du raffinage des aliments sur leur valeur nutritive

A longueur d'année, au cours de notre activité professionnelle, nous ne cessons de répéter inlassablement : « *Remplacez le pain blanc par du pain complet, le riz blanc par du riz complet, le sucre blanc par du sucre roux...* » Ce n'est pas sans raison : les aliments raffinés sont considérablement appauvris, pour ne pas dire, pour certains, morts, vidés de toute leur richesse, privés de vitamines, de sels minéraux... de tout ce qui fait leur intérêt nutritif à l'état brut.

Heureusement, on peut trouver dans les magasins de produits diététiques des aliments encore naturels, non raffinés, riches de leur valeur nutritive... **vivants** ! Nous avons choisi, à titre d'exemple, de vous montrer ici par les chiffres, l'incroyable appauvrissement découlant du raffinage de trois aliments simples : le riz, la farine, le sucre. Les chiffres sont donnés en pourcentage de perte par rapport au produit initial non raffiné.

Perte (en %) **du riz blanc par rapport au riz complet :**

— Vitamine B1 (thiamine)	– 80 %
— Vitamine B2 (riboflavine)	– 40 %
— Vitamine PP (niacine)	– 65 %
— Calcium	– 25 %
— Phosphore	– 60 %
— Fer	– 50 %
— Potassium	– 55 %

Perte (en %) **de la farine blanche par rapport à la farine complète :**

— Vitamine B1 (thiamine)	– 70 %
— Vitamine B2 (riboflavine)	– 60 %
— Vitamine PP (niacine)	– 90 %
— Calcium	– 60 %
— Phosphore	– 70 %
— Magnésium	– 85 %
— Fer	– 70 %
— Cuivre	– 70 %
— Zinc	– 70 %
— Manganèse	– 70 %

Perte (en %) **du sucre blanc par rapport au sucre roux :**

— Phosphore	– 100 %
— Magnésium	– 100 %
— Fer	– 95 %
— Cuivre	– 100 %
— Zinc	– 100 %
— Manganèse	– 100 %
— Fluor	– 100 %

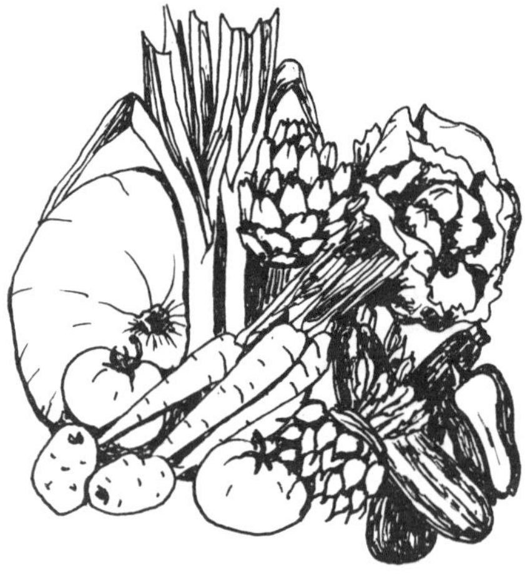

DEUXIÈME PARTIE

Valeur calorique des aliments

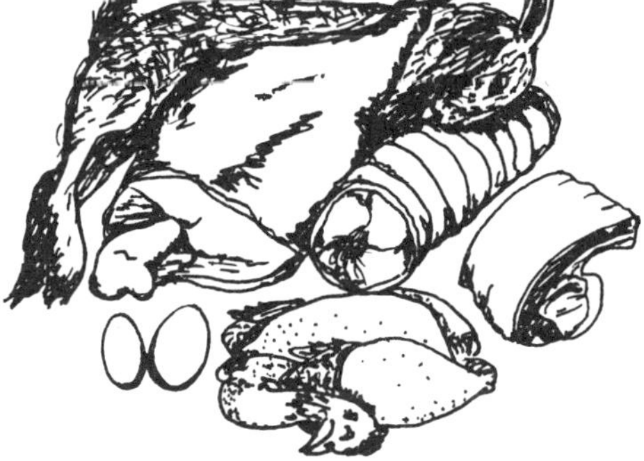

CHAPITRE X

Généralités sur les calories

1. Les besoins caloriques de l'individu

La valeur énergétique des aliments s'exprime en **calories**. La digestion des aliments et leur « combustion » dégagent un certain nombre de calories en fonction de la nature même de ces aliments :

— 1 gramme de glucides dégage 4 calories.
— 1 gramme de protéines dégage 4 calories.
— 1 gramme de lipides dégage 9 calories.

Quelle que soit l'activité de l'homme, le bon fonctionnement de son organisme requiert un minimum d'énergie, donc de calories, pour assurer les fonctions essentielles (fonctions respiratoire, circulatoire...) nécessaires à la vie, au fonctionnement normal de ses cellules, de ses organes. C'est le **métabolisme basal** qui nécessite 1 600 calories par jour (cal/jour).

Mais il y a environ 800 calories supplémentaires de **déperdition d'énergie** chaque jour, relatives à l'activité habituelle de l'homme : ses déplacements, ses mouvements, son travail... ou même tout simplement la digestion des aliments qui exige sa propre quantité d'énergie.

L'homme adulte de 40 ans, pesant 70 kg et ayant une activité physique minimum (sédentaire), doit donc emmagasiner environ 2 400 calories chaque jour. Mais les besoins sont extrêmement variables, en fonction du poids, de l'âge, de l'activité professionnelle et du mode de vie. Ils peuvent varier du simple au double. Un coureur cycliste, pendant le tour de France, pour escalader quatre cols pyrénéens par une chaleur torride, devra absorber 5 000 calories, c'est facilement compréhensible.

Les chiffres que nous indiquons ci-après doivent être modulés en fonction des circonstances et des cas particuliers. Une femme allaitante devra augmenter sa ration calorique de 30 % ; la même femme, prenant sa retraite (beaucoup plus tard) et n'ayant qu'une faible activité physique, devra diminuer sa ration de 30 %. Tout cela est affaire de bon sens ; il convient d'adapter les valeurs « moyennes » à son propre cas.

D'une façon générale, les tableaux des besoins caloriques que l'on trouve dans des livres un peu anciens sont à corriger à la baisse. En effet, que ce soit chez l'homme ou chez la femme, les conditions de vie, en évoluant, ont modifié bien des choses. Nous ne prendrons que deux exemples :

La mécanisation de l'agriculture, en simplifiant le travail, exige aujourd'hui beaucoup moins d'efforts de la part des paysans assis sur leur tracteur ou conduisant toutes sortes de machines compliquées, que le fanage ou le battage d'antan. Les machines à laver le linge rendent de même plus facile le travail domestique de la femme qui s'épuisait autrefois à « faire la lessive » de façon traditionnelle.

Notre civilisation de loisirs peut jouer dans les deux sens, selon l'attitude que l'on adopte face aux facilités qu'elle engendre : en rentrant du travail, on peut s'affaler dans son fauteuil et passer quatre heures devant son poste de télévision ou, au contraire, aller faire une partie de tennis ou un jogging...

Encore une fois, les tableaux ci-après ne donnent que des **valeurs moyennes** ; il convient donc de les **adapter à votre propre cas**.

Besoins caloriques journaliers moyens :	
Enfant (selon l'âge et le poids) :	
— De 1 à 3 ans	1 300 cal/jour
— De 4 à 6 ans	1 400 à 1 500 cal/jour
— De 7 à 9 ans	1 600 à 1 900 cal/jour
— De 10 à 12 ans	2 000 à 2 200 cal/jour
Jeune fille (selon l'âge et le poids) :	
— De 13 à 16 ans	2 200 à 2 300 cal/jour
— De 17 à 19 ans	2 300 à 2 400 cal/jour

Besoins caloriques journaliers moyens :

Adolescent (selon l'âge et le poids) :
— De 13 à 16 ans .... 2 300 à 2 600 cal/jour
— De 17 à 20 ans .... 2 700 à 3 000 cal/jour

Homme adulte (20-50 ans) de 70 kg :
— Sédentaire .... 2 400 cal/jour
— Activité moyenne .... 3 000 cal/jour
— Très actif physiquement .... 4 000 cal/jour

Femme adulte (20-50 ans) de 55 kg :
— Sédentaire .... 2 000 cal/jour
— Activité moyenne .... 2 400 cal/jour
— Très active physiquement .... 2 900 cal/jour

Réduction des besoins en fonction de l'âge :

— De 50 à 60 ans .... 10 à 15 %
— De 60 à 70 ans .... 15 à 20 %
— Plus de 70 ans .... 20 à 30 %

Variation des besoins caloriques journaliers en fonction du poids :

Femme sédentaire		**Homme sédentaire**	
Poids en kg (1)	Cal/jour	Poids en kg (1)	Cal/jour
45	1 800	60	2 200
50	1 900	65	2 300
55	2 000	70	2 400
60	2 150	75	2 600
65	2 300	80	2 800
70	2 400	85	3 000

1. Le poids dont il s'agit ici est fonction de la taille et de l'ossature de la personne, en dehors de toute surcharge pondérale anormale.

2. Dépense calorique selon l'activité

Votre équilibre pondéral ressemble à une balance de ménage : sur un plateau, il y a les calories que vous puisez dans votre alimentation et, sur l'autre, les calories que vous dépensez chaque jour, en fonction de votre activité physique.

Tout est une question de dosage : les premières doivent correspondre aux secondes, sinon vous allez stocker de la graisse. Le tableau qui suit vous permettra de mieux situer vos besoins (les chiffres s'entendent pour une heure d'activité) :

— Sommeil	60 cal/heure
— Position assise au repos	100 cal/heure
— Balayage, ménage simple	110 cal/heure
— Chanter	120 cal/heure
— Repasser, faire la vaisselle	130 cal/heure
— Laver les vitres, peindre	140 cal/heure
— Nettoyer un parquet	150 cal/heure
— Marcher lentement	200 cal/heure
— Faire de la gymnastique douce	250 cal/heure
— Marcher rapidement	300 cal/heure
— Gymnastique avec appareils	400 cal/heure
— Faire de la bicyclette	450 cal/heure
— Scier du bois	500 cal/heure
— Nager, jouer au tennis	550 cal/heure
— Courir	600 cal/heure

3. Introduction à la lecture des tableaux de valeurs caloriques

Nous avons consulté de nombreux ouvrages, tant français qu'étrangers, pour réaliser tous les tableaux relatifs à la composition des aliments contenus dans ce livre. La documentation sur ce sujet, contrairement à ce que l'on pourrait penser, n'est pas très abondante ; parfois, il y a de notables contradictions entre les auteurs, ce qui n'a pas simplifié notre tâche. Heureusement, certaines études sérieuses sur les aliments donnent des chiffres voisins les uns des autres.

Tous les chiffres que nous indiquons dans ce livre sont des **valeurs moyennes** et il faut bien savoir que d'importantes fluctuations peuvent avoir lieu, en fonction de plusieurs paramètres :

— Les variétés de fruits et légumes sont nombreuses et la composition des différentes variétés d'un même aliment peut varier sensiblement. Mais il n'est pas possible, par manque de place — et aussi par manque d'intérêt pour le lecteur — de différencier toutes ces variétés ; **ce qui compte c'est une valeur moyenne**. Ainsi, pour les pommes ou les haricots verts par exemple, deux pages entières ne suffiraient pas pour simplement citer la valeur calorique de chacune des variétés ! Dans nos tableaux, vous ne trouverez donc que deux lignes seulement, avec une valeur moyenne pour les pommes et une autre pour les haricots verts.

— La composition du lait, du beurre et des fromages varie notablement selon la saison, mais, là encore, il n'est pas possible de donner des valeurs pour l'hiver et pour l'été, et il faut bien simplifier les choses en calculant une **valeur moyenne**.

— Le problème est le même pour les poissons dont la valeur nutritive varie selon les saisons ; pour eux également, nous donnons une valeur moyenne.

— Les fluctuations sont encore bien plus grandes en fonction de la cuisson des aliments. Mais là, nous avons choisi de donner, comme cela se fait habituellement, les valeurs se rapportant aux **aliments crus et frais**, sauf indications particulières dans les tableaux eux-mêmes (conserves, produits fumés...). Afin d'être aussi précis que possible, nous donnons par ailleurs les chiffres relatifs aux pourcentages de perte des vitamines pendant la cuisson.

— Le degré de maturité des végétaux (fruits et légumes) est, lui aussi, très influent sur leur composition. Pour une raison bien compréhensible, ce sont donc les valeurs des aliments arrivés à maturité que nous indiquons.

— De même, les conditions de stockage influent considérablement sur la valeur nutritive des fruits et légumes... et des autres aliments, mais à un degré moindre.

— Pour la viande, les conditions d'élevage font varier les chiffres dans des proportions notables : un veau de lait nourri par sa mère n'aura pas du tout la même « valeur » nutritive qu'un veau de batterie, c'est bien évident. Pour la volaille, c'est la même chose et l'on peut penser que la chair des poulets nourris en batterie avec de la farine de poisson et des tourteaux de soja n'aura pas la même valeur que celle de poulets en liberté dans un enclos herbeux et nourris avec du maïs.

D'ailleurs, les agriculteurs eux-mêmes ne s'y trompent pas : souvent, pour leur consommation personnelle, ils élèvent en liberté et avec du grain quelques poulets, bien que pratiquant par ailleurs l'élevage « industriel » en batterie.

Cette parenthèse nous amène tout naturellement à vous inciter à être très sélectif dans vos achats, dans le choix de la qualité des produits que vous consommez. Soyez exigeant avec vos fournisseurs ; n'achetez pas n'importe quoi n'importe où. Le plus souvent possible, fournissez-vous dans les magasins de produits naturels et diététiques ; c'est dans ces magasins que vous aurez en toutes circonstances les meilleures garanties quant à la valeur nutritive de vos aliments.

Dans tous les cas, les chiffres que nous indiquons sont calculés en fonction de la **partie comestible** des différents aliments. Cette partie comestible étant très variable selon les aliments (par exemple, 35 % seulement pour l'artichaut et 20 % pour l'huître), là encore, pour compléter notre information, nous vous donnons un tableau des pourcentages de parties comestibles de différents aliments. Tous ces chiffres sont indiqués pour 100 grammes d'aliments, sans exception, dans un souci de rigueur pour l'ensemble du livre.

Nous vous proposons également un tableau précisant la valeur moyenne des **portions habituelles** des différents aliments ce qui est très pratique pour vous aider à faire vos calculs à partir de nos tableaux, pour la composition de vos menus.

La valeur calorique est exprimée en **calories** comme cela s'est toujours fait en diététique, et non pas en joules comme les organismes internationaux nous incitent à le faire, cela dans un souci de clarté dont nous nous expliquons ci-après.

*

* *

A propos de la définition des « *calories* », les experts des organismes internationaux (dont l'Organisation mondiale pour la santé, l'O.M.S.) recommandent aujourd'hui d'exprimer la valeur énergétique des aliments en prenant le « *joule* » comme unité de mesure de l'énergie.

Aussi, depuis quelques années, voit-on disparaître les indications de « calories » sur les emballages des produits alimentaires, ce qui ne simplifie pas la vie des consommateurs qui ne sont pas habitués à cela. On peut lire, par exemple, sur la boîte d'une farine pour nourrissons de marque très connue depuis plusieurs générations : « *Valeur énergétique pour 100 g : 1 583 kJ.* »

Dans les articles des journaux et des revues, on a tendance à suivre cette mode et les joules apparaissent en force depuis quelque temps. Or nous ne sommes pas familiarisés à penser en joules, les traditionnelles calories étant solidement ancrées en nous.

La définition du *joule* dans le dictionnaire ne nous rassure pas tellement : « *Le joule est l'unité d'énergie équivalant au travail produit par une force de 1 newton dont le point d'application se déplace de 1 mètre dans la direction de la force. 1 joule = 0,239 calorie.* » Il faut reconnaître que cette définition n'évoque pas grand-chose pour la majorité d'entre nous, surtout par rapport à la représentation traditionnelle de la valeur énergétique des aliments, calculée en calories depuis toujours.

En prenant notre calculatrice, nous pouvons toujours faire la conversion ; pour la farine précédemment citée : **1 joule = 0,239 calorie**, donc **1 calorie = 4,1855 joules**, ce qui fait que les 1 583 kJ de cette farine représentent 377 calories. Ouf !

Pour notre part, nous ne sacrifierons pas à cette mode dans ce livre, et donnerons les valeurs énergétiques en **calories** et non en joules. C'est beaucoup plus simple pour une immédiate compréhension. Lorsque l'on parle de calories, en langage diététique, on entend « kilocalories » et on inscrit (sur les emballages des produits alimentaires) « Kcal » ou « Kcalories ». Il s'agit tout simplement de la même chose, de ce que l'on appelle depuis toujours les calories.

4. Valeurs caloriques des aliments courants par portions ordinaires

Viandes :

— Viandes maigres (veau, poulet...) par 125 g ...	200 cal
— Viandes grasses (porc, mouton, canard) par 125 g	300 cal
— Abats (foie, rognon...) par 125 g	175 cal

Charcuterie :

— Jambon cuit (1 tranche fine = 50 g)	145 cal
— Jambon cuit (1 tranche = 75 g)	217 cal
— Jambon cru (1 tranche fine = 50 g)	180 cal

Poissons, coquillages et crustacés :

— Poissons maigres (sole, merlan, limande) par 150 g	105 cal
— Poissons gras (maquereau...) par 150 g	195 cal
— Huîtres (douze fois 15 g)	117 cal
— Crevettes, langouste par 150 g	135 cal
— Moules par 200 g	140 cal

Produits laitiers :

— Lait entier (1 bol = 250 ml)	162 cal
— Lait demi-écrémé (1 bol = 250 ml)	125 cal
— Lait écrémé (1 bol = 250 ml)	88 cal
— Lait en poudre entier (1 cuil. à soupe = 10 g) ..	48 cal
— Lait en poudre écrémé (1 cuil. à soupe = 10 g)	37 cal
— Fromage blanc à 40 % de M.G. (250 g)	285 cal
— Fromage blanc à 20 % de M.G. (250 g)	200 cal
— Fromage blanc à 0 % de M.G. (250 g)	112 cal
— Petit-suisse à 60 % de M.G. (30 g)	70 cal
— Petit-suisse à 40 % de M.G. (30 g)	43 cal
— Yaourt nature (125 g)	88 cal
— Yaourt maigre (125 g)	56 cal
— Yaourt aux fruits (125 g)	125 cal

Fromages :

— Bleu de Bresse (1 portion = 25 g) .... 102 cal
— Brie (1 portion = 25 g) .... 65 cal
— Camembert (1 portion = 25 g) .... 78 cal
— Comté (1 portion = 25 g) .... 98 cal
— Munster (1 portion = 25 g) .... 80 cal
— Reblochon (1 portion = 25 g) .... 88 cal
— Roquefort (1 portion = 25 g) .... 100 cal

— **Œuf** (1 œuf = 50 g) .... 80 cal

Céréales :

— Farine (1 cuil. soupe = 10 g) .... 35 cal
— Pâtes (1 portion = 50 g) .... 180 cal
— Céréales en grains (1 portion = 50 g) .... 170 cal
— Pain complet (1 tranche = 30 g) .... 72 cal
— Pain blanc (1/8 de baguette = 30 g) .... 77 cal
— Pain grillé (1 tranche = 10 g) .... 41 cal
— Pain de mie (1 tranche = 20 g) .... 58 cal
— Biscotte (de 10 g/unité) .... 36 cal

Corps gras :

— Beurre (1 noix = 10 g) .... 76 cal
— Huile (1 cuil. soupe = 12 g) .... 108 cal
— Margarine (1 noix = 10 g) .... 75 cal
— Crème fraîche (1 cuil. soupe = 15 g) .... 45 cal
— Saindoux (1 noix = 10 g) .... 82 cal
— Mayonnaise (1 cuil. soupe = 20 g) .... 144 cal

Sucre :

— Sucre en morceaux (1 morceau n° 4 = 5 g) .... 20 cal
— Sucre en poudre (1 cuil. café = 5 g) .... 20 cal
— Sucre en poudre (1 cuil. soupe = 15 g) .... 60 cal

Boissons :

— Vin rouge (1 verre = 150 ml)	105 cal
— Vin blanc (1 verre = 150 ml)	120 cal
— Cidre (250 ml)	100 cal
— Bière (1 « demi » = 250 ml)	112 cal
— Champagne (1 coupe = 75 ml)	75 cal
— Apéritif (1 verre = 75 ml)	100 cal
— Whisky (1 verre = 50 ml)	125 cal
— Liqueur (1 verre = 30 ml)	105 cal
— Soda (1 bouteille = 250 ml)	125 cal
— Jus de fruits (1 bouteille = 250 ml)	112 cal
— Limonade (1 bouteille = 250 ml)	125 cal

*
* *

5. Proportions des parties comestibles des principaux aliments

Tous les chiffres donnés dans ce livre sont calculés par rapport à la **partie comestible** des aliments. Quand nous écrivons que 100 g d'œuf de poule entier représentent 160 calories, cela signifie que c'est la partie comestible de l'œuf (jaune + blanc) qui est prise en considération (sans la coquille). La partie comestible de l'œuf n'est que de 90 %, les 10 % restants représentant le poids de la coquille.

Nous indiquons ci-après les pourcentages des parties comestibles des principaux aliments, celles-ci étant très variables d'un aliment à l'autre : 100 % pour le foie de veau (il n'y a aucun déchet), mais seulement 35 % pour l'artichaut, voire même 20 % seulement pour l'huître.

Il faut donc tenir compte de ces chiffres lorsque l'on fait ses achats et lorsqu'on utilise les tableaux de cet ouvrage. Ainsi, lorsque vous achetez 1 kg de petits pois, par exemple, vous devez savoir que la partie comestible ne sera que de 450 g (45 %).

Parties comestibles des viandes (en pourcentage) :

Viande de bœuf :		**Viande de mouton :**	
Aloyau	80 %	Côtes	75 %
Collier	70 %	Carré	90 %
Culotte	80 %	Épaule	80 %
Filet	90 %	Gigot	80 %
Faux filet	80 %	**Viande de porc :**	
Poitrine	80 %	Côtes	75 %
Viande de veau :		Épaule	85 %
Côtelette	75 %	Carré	80 %
Carré	75 %	Filet	80 %
Collet	70 %	Jambon	90 %
Épaule	75 %	Lard	85 %
Jarret	60 %	Rôti	85 %
Rôti	90 %	**Volailles :**	
Ragoût	80 %	Lapin	65 %
Œuf de poule	90 %	Pigeon	85 %
		Canard	75 %
		Poulet	70 %

Parties comestibles des fruits (en pourcentage) :

Abricot	90 %	Noix	50 %
Amande	50 %	Orange	75 %
Arachide	70 %	Pamplemousse	70 %
Banane	65 %	Pêche	85 %
Cerise	85 %	Poire	90 %
Citron	65 %	Pomme	85 %
Datte	85 %	Prune	85 %
Mandarine	70 %	Pruneau	85 %
Noisette	50 %		

Parties comestibles des poissons et crustacés (en pourcentage) :

Aiglefin (ou églefin)	55 %	Morue sèche	80 %
Anguille	75 %	Perche	40 %
Bar	50 %	Plie	65 %
Brochet	55 %	Raie	55 %
Carpe	55 %	Sardines	75 %
Carrelet	65 %	Saumon	65 %
Colin	65 %	Saumon fumé	90 %
Congre	65 %	Sole	55 %
Dorade	55 %	Tanche	40 %
Éperlan	70 %	Truite	50 %
Goujon	60 %	Turbot	55 %
Grondin	55 %	**Mollusques et crustacés :**	
Hareng	60 %	Crabe	45 %
Limande	70 %	Crevette	50 %
Maquereau	60 %	Homard	40 %
Merlan	65 %	Huître	20 %
Morue	50 %	Moule	35 %

Parties comestibles des légumes (en pourcentage) :

Ail	80 %	Échalote	90 %
Artichaut	35 %	Endive	80 %
Asperge	60 %	Épinard	80 %
Aubergine	85 %	Fève	60 %
Bette	65 %	Haricot en grains	50 %
Betterave rouge	80 %	Haricot vert	90 %
Carotte	80 %	Laitue	65 %
Céleri-rave	75 %	Mâche	80 %
Champignon de Paris	75 %	Melon	60 %
Châtaigne	85 %	Navet	75 %
Chicorée frisée	70 %	Oignon	90 %
Chou vert	70 %	Olives (verte et noire)	80 %
Chou de Bruxelles	80 %	Oseille	75 %
Chou-fleur	65 %	Pissenlit	60 %
Chou rouge	80 %	Poireau	65 %
Concombre	75 %	Petit pois	45 %
Courgette	75 %	Pomme de terre	80 %
Cresson	70 %		

6. Modifications de poids dues à la cuisson

Ainsi que nous l'avons déjà clairement expliqué, tous les chiffres de ce livre sont indiqués pour **la seule partie comestible des aliments crus**. Pour certains aliments que nous consommons crus (tels les fruits), la lecture des tableaux est donc directe. Mais, pour la majorité de ceux que nous faisons cuire avant consommation, les choses se compliquent un peu car le poids des aliments cuits varie parfois sensiblement par rapport au poids avant la cuisson.

La plupart des aliments perdent du poids pendant la cuisson (c'est une partie de l'eau résiduelle qu'ils contiennent qui s'évapore), mais d'autres, en revanche, pèsent plus lourd après la cuisson (telles les pâtes qui absorbent l'eau de cuisson). Cela justifie de donner ci-après les modifications de poids durant la cuisson des aliments les plus courants afin que vous puissiez tenir compte de ce facteur dans vos calculs d'établissement de vos menus.

Poids (en g) **d'aliment cuit pour 100 g d'aliment cru :**

Bifteck de bœuf poêlé	88	Artichaut	85
Bifteck de bœuf au grill	83	Asperge	85
Rôti de bœuf (cuisson 1/2 h)	75	Bette	90
Pot-au-feu de bœuf	82	Betterave rouge	90
Escalope de veau poêlée	85	Carotte	100
Rôti de veau	70	Céleri	95
Rôti de mouton	72	Champignon	80
Côtelette de porc poêlée	75	Chou vert	89
Rôti de porc	65	Chou de Bruxelles	85
Foie de veau	90	Épinard	85
Saucisse	85	Haricot vert	95
Poisson au court bouillon	95	Navet	93
Poisson au grill	80	Poireau	79
Crevette	95	Pomme de terre bouillie	98
Riz	300	Potiron	55
Pâte	400	Salade	70
Haricot blanc	250	Tomate	65
Lentille	350		

Les chiffres ci-dessus sont ceux du poids cuit correspondant à 100 g du même aliment cru (la cuisson de tous les légumes s'entend « à l'eau »).

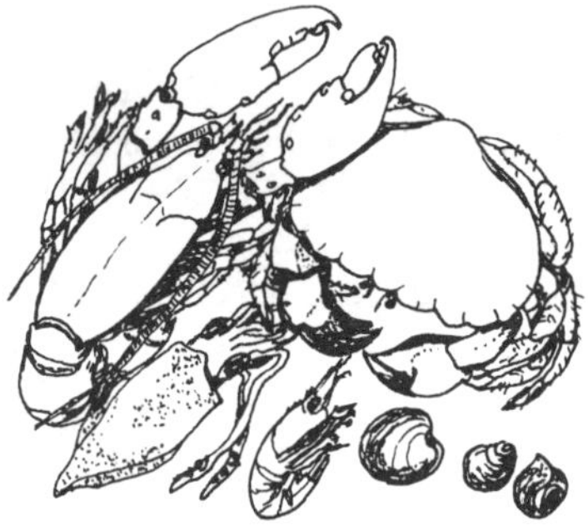

7. Poids moyen à la pièce des principaux aliments

Vous trouverez ci-dessous le poids moyen (en grammes) des principaux aliments à la pièce ou à l'unité de conditionnement.

Poids moyen des légumes et fruits (en g/pièce) :			
Ail (une tête)	10	Abricot	50
Artichaut	250	Banane	100
Aubergine	125	Citron	100
Chicorée frisée	200	Datte	10
Chou vert	1 000	Mandarine	75
Chou de Bruxelles	20	Noix	5
Chou-fleur	1 250	Orange	150
Cresson (la botte)	350	Pamplemousse	300
Laitue	200	Pêche	70
Melon	750	Poire	125
Olive	5	Pomme	100
Radis (la botte)	350	Pruneau	15
Tomate	100		

Poids moyen des viandes (en g/pièce) :

Cervelle de bœuf ..	500	Ris de veau	750
Cervelle de veau ...	300	Rognon de bœuf ...	1 000
Cervelle de mouton	100	Rognon de veau ...	250
Cervelle de porc ...	125	Rognon de porc ...	175
Cœur de bœuf	2 500	Langue de bœuf ...	4 000
Cœur de veau	500	Langue de veau ...	1 000
Cœur de mouton ..	225	Pied de porc	200
Cœur de porc	250	Poulet	1 750
Foie de bœuf	8 500	Oie	5 000
Foie de veau	2 500	Lapin	1 500
Foie de porc	750		

Poids moyen des fromages, œufs et pâtisseries (en g/pièce) :

Yaourt	125	Jaune d'œuf	18
Petit-suisse	20	Blanc d'œuf	30
Fromage blanc	250	Biscotte	18
Camembert	250	Biscuit sec	10
Livarot	500	Croissant	50
Œuf	55		

Poids moyen des poissons (en g/pièce) :

Aiglefin (ou églefin)	350	Merlan	225
Brochet	1 500	Plie (carrelet)	150
Carpe	750	Sardine	50
Colin	2 000	Sole	200
Daurade	600	Truite	700
Goujon	25	Turbot	2 500
Hareng	175	Écrevisse	35
Limande	150	Homard	900
Maquereau	250		

8. Nombre de pièces, ou d'unités, dans 1 kg de certains aliments

Artichauts	4	Mandarines	13
Aubergines	8	Noix	200
Chou	1	Oranges	6
Choux de Bruxelles	50	Pamplemousses	3
Laitues	5	Pêches	14
Tomates	10	Poires	8
Abricots	20	Pommes	10
Bananes	10	Pruneaux	66
Citrons	10	Œufs	18
Dattes	100		

9. Exemples d'équivalences

Amusez-vous à faire des comparaisons avec les données des tableaux. Vous pourrez ainsi mieux composer vos repas (et faire vos achats relatifs à ces repas) dans l'optique d'une diététique plus harmonieuse, pour votre équilibre et votre santé. Si ce livre avait déjà servi à atteindre cet objectif, nous serions parfaitement fiers d'avoir ainsi contribué à votre démarche personnelle pour la conquête de votre bien le plus cher : **la santé.**

Gruyère : 100 g de gruyère ont une valeur calorique équivalente à :

— 7 yaourts maigres.
— 4,5 yaourts nature.
— 5,5 petits-suisses à 60 % de M.G.
— 9 petits-suisses à 40 % de M.G.
— 3,5 fromages blancs de 250 g à 0 % de M.G.
— 2 fromages blancs de 250 g à 20 % de M.G.
— 1 litre de lait écrémé.
— 60 ml de lait entier.
— 125 g de camembert.
— 150 g de brie.

Pour cet exemple, nous nous sommes volontairement limité à la même famille d'aliments que le gruyère, c'est-à-dire les produits laitiers. Mais on peut parfaitement l'étendre à tous les aliments, ce qui est beaucoup plus évocateur. Ainsi :

100 g de guyère ont une valeur calorique équivalente à :

— 5 œufs.
— 2 tranches de jambon cuit.
— 4 verres de vin rouge.
— 8 pêches.
— 20 morceaux de sucre.
— 4 kilos de concombre.
— 40 huîtres.

... et maintenant, à vous de jouer.

Essayez maintenant de faire les mêmes calculs avec 100 g de frites à titre d'exercice pratique.

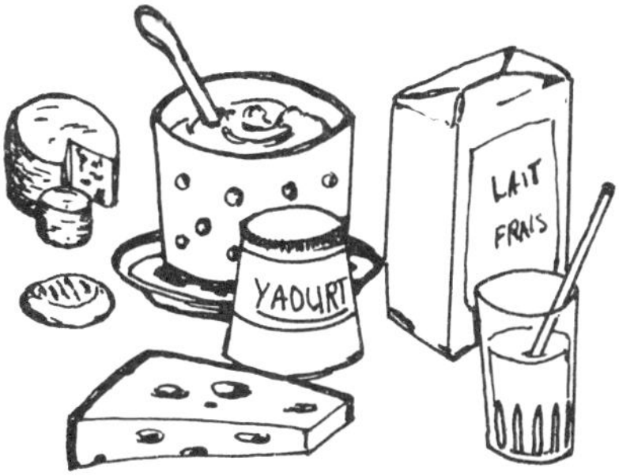

notes personnelles

CHAPITRE XI

Valeur calorique des aliments classés par catégories

Ce classement par catégories est le plus classique, le plus fréquent. La plupart du temps, malheureusement, la valeur calorique n'est qu'un des éléments donnés par les tableaux que l'on trouve dans les ouvrages de diététique et de nutrition, en compagnie des pourcentages en glucides, lipides et protéines, des sels minéraux, des vitamines... Ce ne sont que colonnes et colonnes de chiffres, parfois sur des doubles pages, en tout petits caractères à la limite de la lisibilité. Certains chiffres sont donnés en grammes (g), d'autres en milligrammes (mg), en microgrammes (μg), d'autres encore en unités internationales (U.I.)... Bref, on s'y perd en tableaux indigestes que l'on ne consulte jamais car on n'y trouve que difficilement ce que l'on y cherche.

Pour notre part, nous avons cherché la clarté et la simplicité. Ici, ce sont les **calories** et rien que les calories. Les autres données se trouvent en première et troisième parties de ce livre, et la table des matières du début, véritable index, vous informe avec précision de l'endroit où vous trouverez ce que vous recherchez.

L'intérêt de classer les valeurs caloriques par catégories d'aliments est de pouvoir faire son choix en connaissance de cause *dans une même famille d'aliments*. Par exemple, parmi les poissons, on voit immédiatement ceux qui sont « maigres » et ceux qui sont « gras ». La même chose pour les fromages, les fruits, les légumes... On peut choisir parmi ceux qui sont riches ou pauvres en calories.

Ce type de classement permet de changer ses habitudes alimentaires en connaissance de cause. En effet, au sein de chaque famille d'aliments, on remarque de notables différences.

Valeurs caloriques des fruits (en cal/100 g) :

Abricot	45	Mangue	65
Abricot sec	270	Mûre	60
Actinidia (kiwi)	50	Myrtille	40
Airelle	25	Nèfle	100
Amande	635	Noisette	660
Ananas	50	Noix	675
Ananas au sirop	95	Noix du Brésil	680
Arachide grillée	600	Noix de coco	430
Arachide en pâte	655	Noix de coco sèche	650
Avocat	220	Noix de coco (lait de)	25
Banane	90	Olive verte	215
Banane sèche	290	Olive noire	150
Brugnon	65	Olive en saumure	125
Cassis	55	Orange	45
Cerise douce	75	Orange (écorce confite)	315
Cerise acide	55	Pamplemousse	40
Châtaigne	370	Papaye	45
Citron	40	Pastèque	30
Citron (écorce confite)	320	Pêche	50
Coing	40	Pêche sèche	280
Datte	315	Pignon de pin	670
Figue fraîche	75	Pistache	645
Figue sèche	275	Poire	60
Fraise	40	Poire sèche	270
Framboise	40	Pomme	55
Goyave	50	Pomme sèche	290
Grenade	30	Prune	60
Groseille rouge	50	Pruneau sec	290
Groseille à maquereau	35	Raisin	80
Kaki	65	Raisin sec	310
Litchi	70	Rhubarbe	25
Mandarine	45		

Valeurs caloriques des légumes (en cal/100 g) :

Ail	140	Haricot vert	25
Artichaut	40	Haricot blanc	330
Asperge	25	Laitue	20
Aubergine	30	Lentille	335
Bette	35	Mâche	30
Betterave rouge	40	Melon	30
Carotte crue	40	Navet	30
Carotte cuite	30	Oignon cru	50
Céleri en branches	20	Oignon cuit	40
Céleri-rave	45	Oseille	25
Cerfeuil frais	65	Persil	55
Champignon de Paris	30	Piment vert	60
Champignon cèpe	40	Piment rouge	90
Chicorée frisée	20	Pissenlit	50
Chou blanc ou vert	25	Poireau	40
Chou rouge	35	Petit pois	90
Chou brocoli	30	Pois cassé	350
Chou-fleur	30	Pois chiche	360
Choucroute	25	Poivron vert	20
Ciboulette fraîche	35	Pomme de terre cuite au four	100
Citrouille	30	Pomme de terre bouillie	85
Concombre	10	Pomme de terre frite	400
Cornichon	10	Pomme de terre chips	560
Cornichon aigre-doux	140	Potiron	30
Courge	30	Radis	20
Cresson	20	Raifort	60
Échalote	75	Salsifis	75
Endive	20	Scarole	25
Épinard	30	Scorsonère	90
Estragon	30	Soja (germe frais)	60
Fenouil	25	Soja (grains)	420
Fève verte	65	Tomate	20
Fève sèche	345	Truffe	90

Valeurs caloriques des céréales (en cal/100 g) :

Avoine (en grains)	330	Maïs (farine de)	360
Blé (en grains)	340	Orge (farine d')	345
Maïs (en grains)	355	Riz (farine de)	355
Millet (en grains)	340	Sarrasin (farine de)	320
Orge (en grains)	330	Seigle (farine de)	350
Riz (en grains)	350	Avoine (flocons d')	375
Sarrasin (en grains)	290	Blé (flocons de)	360
Seigle (en grains)	335	Maïs (flocons de)	380
Avoine (farine d')	350	Orge (flocons d')	355
Blé (farine complète)	340	Riz (flocons de)	375
Blé (farine blanche)	360		

Valeurs caloriques des produits dérivés des céréales (en cal/100 g) :

Pain complet	240	Biscuit à la cuillère	410
Pain blanc	255	Boudoir	390
Pain de mie	290	Cake	490
Pain au gluten	240	Gaufrette	375
Pain d'épice	350	Macaron	450
Pain azyme	255	Petit-beurre	420
Pain de seigle	240	Sablé	460
Pain grillé	415	Biscotte	360
Pain viennois	260	Pilpil	340
Pain sans sel	250	Semoule	350
Pain au son	250	Pâte	360

Valeurs caloriques des sucreries (en cal/100 g) :

Bonbons (moyenne)	380	Loukoums	380
Cacao en poudre pur	490	Marron glacé	310
Calisson	420	Mélasse	250
Caramels	430	Miel	310
Cassonade	390	Mousse au chocolat	450
Chocolat noir	530	Nougat	440
Chocolat au lait	550	Pâte d'amandes	490

Valeurs caloriques des sucreries (en cal/100 g) :

Compotes (moyenne)	100	Pâte d'arachides	655
Confitures (moyenne)	290	Pâtes de fruits	330
Dragée	550	Praline	560
Flan	140	Sirops de fruits (moyenne)	300
Fruits confits	320	Sucettes	380
Gelées de fruits (moyenne)	260	Sucre roux	385
Glace au lait	190	Sucre blanc	400
Glace à l'eau	130	Truffe au chocolat	590

Valeurs caloriques de la viande de bœuf (en cal/100 g) :

Aiguillette	200	Flanchet	180
Aloyau	270	Foie	115
Araignée	200	Gîte	300
Bavette	200	Langue	200
Cervelle	125	Macreuse	240
Cœur	120	Noix	185
Corned-beef	275	Onglet	200
Côte	260	Paleron	215
Culotte	290	Rognon	125
Échine	260	Rosbif	160
Entrecôte	200	Rumsteack	200
Faux filet	160	Tournedos	200
Filet	180		

Valeurs caloriques de la viande de veau (en cal/100 g) :

Cervelle	120	Longe	170
Cœur	125	Noix	160
Côte	170	Quasi	170
Épaule	170	Ris	110
Foie	135	Rognon	120
Jarret	185	Tête	210
Langue	125		

Valeurs caloriques de la viande de porc (en cal/100 g) :			
Carré	330	Foie	135
Cervelle	130	Noix	290
Cœur	115	Palette	300
Côte	330	Pied	340
Échine	300	Poitrine	300
Filet	290	Rognon	100

Valeurs caloriques de la viande de mouton (en cal/100 g) :			
Cervelle	120	Foie	130
Cœur	160	Gigot	240
Côtelettes	300	Langue	265
Épaule	290	Rognon	100
Filet	250		

Valeurs caloriques de la viande d'agneau (en cal/100 g) :			
Cervelle	110	Gigot	235
Côtelettes	330	Langue	195
Épaule	290	Rognon	90
Foie	130		

Valeurs caloriques des autres viandes et volailles (en cal/100 g) :			
Cheval	115	Dinde	270
Chevreau	160	Oie	360
Lapin	155	Pigeon	110
Canard maigre	170	Pintade	115
Canard gras	320	Poulet	150

Valeurs caloriques des gibiers (en cal/100 g) :

Bécasse	120	Lapin de garenne	135
Caille	110	Lièvre	105
Canard sauvage	125	Palombe	115
Cerf	120	Perdrix	115
Chevreuil	115	Perdreau	115
Faisan	110	Sanglier	110
Grive	120		

Valeurs caloriques de la charcuterie (en cal/100 g) :

Andouille	300	Mortadelle	280
Andouillette	320	Mousse de foie	420
Bacon	390	Museau	340
Boudin	490	Pâté de campagne	450
Chair à saucisse	400	Pâté de foie	470
Cervelas	320	Pâté de tête	340
Foie gras	470	Petit salé	330
Fromage de tête	340	Rillettes	600
Galantine	240	Salami	410
Jambon cru	360	Saucisse de Francfort	270
Jambon cuit	290	Saucisse de Toulouse	400
Lard	650	Saucisson	560
Merguez	510		

Valeurs caloriques des poissons d'eau douce (en cal/100 g) :

Brème	100	Goujon	60
Brochet	85	Lamproie	180
Carpe	145	Perche	105
Chevesne	85	Tanche	75
Gardon	110	Truite	95

Valeurs caloriques des poissons de mer (en cal/100 g) :			
Anchois	165	Maquereau frais	130
Bar	90	Maquereau en conserve	220
Barbue	120	Merlan	70
Baudroie	80	Merlu	90
Carrelet	65	Mérou	220
Colin	90	Morue salée	160
Congre	130	Morue séchée	320
Daurade	75	Mulet	150
Églefin (ou aiglefin)	70	Plie	65
Éperlan	80	Raie	90
Espadon	115	Rascasse	100
Grondin	95	Rouget	150
Hareng frais	120	Sardine fraîche	175
Hareng saur mariné	205	Sardine à l'huile	300
Hareng fumé	230	Sole	70
Limande	70	Thon frais	225
Lieu	90	Thon à l'huile	280
Lotte	80	Turbot	120

Valeurs caloriques des poissons de mer et d'eau douce (en cal/100 g) :			
Alose	170	Esturgeon	125
Anguille	250	Saumon frais	200
Anguille fumée	320	Saumon fumé	265

Valeurs caloriques des fruits de mer (en cal/100 g) :			
Araignée de mer	95	Escargot de mer	75
Bernicle	90	Gamba	100
Bigorneau noir	100	Grenouille (cuisse de)	70
Buccin	90	Homard	90
Calmar	90	Huître	65
Clam	80	Langouste	90
Coque	45	Moule	70
Coquille Saint-Jacques	75	Oursin	95

Valeurs caloriques des fruits de mer (en cal/100 g) :			
Crabe frais	85	Palourde	170
Crabe en conserve	100	Pétoncle	70
Crevette	90	Praire	50
Écrevisse	70	Seiche	85

Valeurs caloriques des laits (en cal/100 g) :			
Lait de femme	75	Lait en poudre écrémé	375
Lait de vache frais, cru et entier	65	Lait concentré non sucré	165
Lait de vache 1/2 écrémé	50	Lait concentré sucré	250
Lait de vache écrémé	35	Lait de brebis	100
Lait en poudre entier	480	Lait de chèvre	75

Valeurs caloriques des produits laitiers frais (en cal/100 g) :			
Beurre	760	Petit-suisse à 40 % de M.G.	145
Crème	300	Petit-suisse à 60 % de M.G.	235
Fromage blanc à 0 % de M.G.	45	Yaourt nature	70
Fromage blanc à 20 % de M.G.	80	Yaourt maigre	45
Fromage blanc à 40 % de M.G.	115	Yaourt aux fruits	100
Kéfir	45		

Valeurs caloriques des fromages (en cal/100 g) :			
Beaufort	395	Gorgonzola	405
Bleu de Bresse	410	Gruyère	390
Brie	260	Livarot	360
Camembert	310	Maroilles	420
Cantal	385	Mimolette	345
Chester	400	Morbier	300
Chèvre (moyenne)	320	Munster	320
Comté	395	Parmesan	395
Coulommiers	280	Pyrénée	370
Crème de gruyère	280	Reblochon	355
Édam	350	Roquefort	400
Emmenthal	410	Saint-marcellin	230
Époisses	360	Saint-nectaire	310
Gouda	350		

Valeurs caloriques des œufs (en cal/100 g) :

Œufs de poule :		**Œufs de poissons :**	
Œuf entier	160	Cabillaud	115
Jaune d'œuf	360	Esturgeon (caviar)	290
Blanc d'œuf	50	Œufs de lump	230

Valeurs caloriques des corps gras (en cal/100 g) :

Beurre	760	Mayonnaise	720
Huiles végétales (moyenne)	900	Saindoux	820
Margarine	750		

Valeurs caloriques des boissons (en cal/100 g) :

Apéritifs (moyenne)	200	Limonade	50
Armagnac	250	Liqueurs (moyenne)	350
Bières	45	Madère	160
Café	5	Marc	280
Calvados	250	Nectars de fruits (moyenne)	70
Cidre	40	Porto	160
Champagne	100	Rhum	250
Cognac	250	Sirops de fruits (moyenne)	300
Eau	0	Sodas	50
Eaux-de-vie	280	Thé	0
Infusions	0	Vin blanc	80
Jus de fruits (moyenne)	45	Vin rouge	70
Kéfir	45	Vodka	250
Kirsch	250	Whisky	250

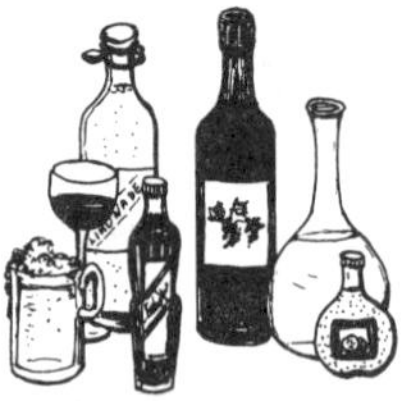

CHAPITRE XII

Valeurs caloriques des aliments classées par ordre décroissant

900 à 0... 900 est la valeur calorique de l'huile et 0 celle de l'eau ; et entre 900 et 0, il y a tous les aliments.

Il nous a semblé intéressant de classer les aliments par ordre décroissant en valeur calorique. En effet, ce classement original (à notre connaissance, unique en France actuellement) va vous permettre de prendre conscience de certaines analogies troublantes auxquelles on ne pense pas au premier abord, et d'en tirer des conclusions utiles pour modifier votre comportement. Prenons quelques exemples révélés par ce classement qui fait se retrouver côte à côte (car ayant la même valeur calorique) des aliments très différents :

— **Pommes de terre chips = saucisson.** Là, rien d'étonnant, et quand vous mangez les deux ensemble lors d'un pique-nique... bonjour les dégâts au niveau calorique (560 + 560 = 1 120) !

— **Petits-beurre = mousse de foie** (parmi les charcuteries les plus grasses et les plus caloriques). Qui aurait dit que les petits-beurre d'allure inoffensive...

— **Roquefort = sucre.** A méditer si on aime passionnément ce fromage ; pour votre tour de taille, c'est exactement comme si vous mangiez du sucre !

Etc. Il est inutile de multiplier les exemples, ce tableau est suffisamment parlant. Vous pouvez vous-même jouer au petit jeu des calories, ce classement original vous facilitera les choses.

De 900 à 800 calories :

— **900 :** huile.
— **820 :** saindoux.

De 800 à 700 calories :

— **760 :** beurre.
— **750 :** margarine.
— **720 :** mayonnaise.

De 700 à 600 calories :

— **680 :** noix du Brésil.
— **675 :** noix.
— **670 :** pignon de pin.
— **660 :** noisette.
— **655 :** pâte d'arachides.
— **650 :** lard, noix de coco sèche (en poudre).
— **645 :** pistache.
— **635 :** amande.

De 600 à 500 calories :

— **600 :** cacahuète grillée, rillettes.
— **590 :** truffe au chocolat.
— **560 :** pomme de terre chips, praline, saucisson.
— **550 :** chocolat au lait, dragée.
— **530 :** chocolat noir.
— **510 :** merguez.

De 500 à 400 calories :

— **490 :** cake, cacao en poudre, pâte d'amandes, boudin.
— **480 :** lait en poudre entier.
— **470 :** foie gras, pâté de foie.
— **460 :** sablé.
— **450 :** macaron, mousse au chocolat, pâté de campagne.

— **440 :** nougat.
— **430 :** caramel.
— **420 :** soja en grains, calisson, petit-beurre, mousse de foie, maroilles.
— **415 :** pain grillé.
— **410 :** biscuit à la cuillère, salami, bleu de Bresse, Emmenthal.
— **405 :** gorgonzola.

De 400 à 300 calories :

— **400 :** saucisse de Toulouse, chester, roquefort, pomme de terre frite, sucre blanc, chair à saucisse.
— **395 :** comté, beaufort, parmesan.
— **390 :** boudoir, cassonade, bacon.
— **385 :** cantal, sucre roux.
— **380 :** bonbons, loukoums, sucette.
— **375 :** gaufrette, lait en poudre écrémé.
— **370 :** fromage des Pyrénées, flocons de céréales, châtaigne.
— **360 :** jaune d'œuf, pois chiche, biscotte, pâtes, oie, canard gras, jambon cru, livarot, époisses.
— **355 :** reblochon.
— **350 :** édam, gouda, liqueur, pois cassé, pain d'épice, semoule, farine de céréales.
— **345 :** mimolette, fève sèche.
— **340 :** fromage de tête, museau, pâté de tête, céréales en grains, pilpil.
— **335 :** lentille.
— **330 :** pâtes de fruits, carré de porc, côte de porc, petit salé, côtelette d'agneau.
— **320 :** fruits confits (moyenne), andouille, cervelas, morue séchée, anguille fumée, fromage de chèvre, munster, haricot blanc.
— **315 :** datte.
— **310 :** raisin sec, marron glacé, miel, camembert, saint-nectaire.

De 300 à 200 calories :

— **300 :** sardine à l'huile, gîte de bœuf, échine de porc, palette de porc, poitrine de porc, andouille, côtelette de mouton, sirops de fruits (moyenne), morbier.

— **290 :** banane sèche, pomme sèche, pruneau, confiture, culotte de bœuf, filet de porc, noix de porc, épaule d'agneau, jambon cuit, œuf d'esturgeon.

— **280 :** pêche sèche, mortadelle, thon à l'huile, coulommiers, crème de gruyère, eaux-de-vie, marc.

— **275 :** figue sèche, corned-beef.

— **270 :** abricot sec, poire sèche, aloyau de bœuf, dinde, saucisse de Francfort.

— **265 :** langue de mouton, saumon fumé.

— **260 :** pain viennois, gelées de fruits, côte de bœuf, échine de bœuf, brie.

— **255 :** pain blanc.

— **250 :** pain sans sel, pain au son, mélasse, filet de mouton, anguille, lait concentré sucré, armagnac, calvados, cognac, kirsch, rhum, vodka, whisky.

— **240 :** pain complet, pain de seigle, macreuse de bœuf, gigot de mouton, galantine.

— **235 :** gigot d'agneau, petit-suisse à 60 % M.G.

— **230 :** hareng fumé, saint-marcellin, œuf de lump.

— **225 :** thon frais.

— **220 :** avocat, maquereau en conserve, mérou.

— **215 :** olive verte, paleron de bœuf.

— **210 :** tête de veau.

— **205 :** hareng saur.

De 200 à 100 calories :

— **200 :** aiguillette de bœuf, araignée de bœuf, bavette de bœuf, entrecôte de bœuf, langue de bœuf, onglet de bœuf, rumsteck de bœuf, tournedos de bœuf, saumon frais, apéritif.

— **195 :** langue d'agneau.

— **190 :** glace au lait.

— **185 :** noix de bœuf, jarret de veau.

— **180 :** lamproie, filet de bœuf, flanchet de bœuf.

— **175 :** sardine fraîche.

— **170 :** canard maigre, alose, palourde, côte de veau, épaule de veau, longe de veau, quasi de veau.

— **165 :** anchois, lait concentré non sucré.

— **160 :** morue salée, œuf entier, madère, porto, faux filet de bœuf, rosbif de bœuf, noix de veau, cœur de mouton, chevreau.

— **155 :** lapin.

— **150 :** olive noire, poulet, mulet, rouget.

— **145 :** carpe.

— **140 :** ail, cornichon aigre-doux, flan.

— **135 :** foie de veau, foie de porc, lapin de garenne.

— **130 :** glace à l'eau, cervelle de porc, foie de mouton, foie d'agneau, congre, maquereau frais.

— **125 :** olive en saumure, esturgeon, cervelle de bœuf, cœur de veau, langue de veau.

— **120 :** bécasse, cerf, grive, barbue, hareng frais, turbot, cœur de bœuf, cervelle de veau, rognon de veau, cervelle de mouton.

— **115 :** pintade, chevreuil, palombe, perdrix, perdreau, espadon, fromage blanc à 40 % M.G., œufs de cabillaud, foie de bœuf, cœur de porc, foie de porc, viande de cheval.

— **110 :** pigeon, caille, faisan, sanglier, gardon.

— **105 :** perche, lièvre.

De 100 à 0 calories :

— **100 :** nèfle, pomme de terre cuite au four, compotes, rognon de porc, rognon de mouton, rascasse, brème, bigorneau, crabe en conserve, lait de brebis, yaourt aux fruits, champagne.

— **95 :** ananas au sirop, grondin, truite, araignée de mer, oursin.

— **90 :** banane, piment rouge, petit pois, scorsonère, truffe, rognon d'agneau, bar, lieu, colin, merlu, raie, bernicle, buccin, calmar, crevette, homard, langouste.

— **85 :** pomme de terre bouillie, brochet, chevesne, crabe frais, seiche.

— **80** : raisin, baudroie, éperlan, lotte, clam, fromage blanc à 20 % M.G., vin blanc.

— **75** : cerise douce, figue fraîche, poire au sirop, échalote, salsifis, daurade, tanche, coquille Saint-Jacques, escargot, lait de femme, lait de chèvre.

— **70** : litchi, pêche au sirop, églefin, limande, merlan, sole, écrevisse, grenouille (cuisse), moule, pétoncle, yaourt, nectars de fruits, vin rouge.

— **65** : brugnon, kaki, mangue, cerfeuil frais, fève verte, carrelet, plie, huître, lait de vache cru entier.

— **60** : mûre, poire, prune, piment vert, raifort, germe de soja, goujon.

— **55** : cassis, cerise acide, pomme, chou de Bruxelles, persil.

— **50** : actinidia, ananas, goyave, groseille rouge, pêche, oignon cru, pissenlit, clovisse, praire, lait 1/2 écrémé, blanc d'œuf, limonade, soda.

— **45** : abricot, mandarine, orange, papaye, céleri-rave, coque, fromage blanc à 0 % M.G., kéfir, yaourt maigre, bière, jus de fruits.

— **40** : citron, coing, fraise, framboise, myrtille, pamplemousse, artichaut, betterave rouge, carotte crue, cèpe, oignon cuit, poireau, cidre.

— **35** : groseille à maquereau, bette, chou rouge, ciboulette, lait écrémé.

— **30** : grenade, pastèque, aubergine, carotte cuite, champignon de Paris, chou brocoli, chou-fleur, citrouille, épinard, estragon, mâche, melon, navet, courge.

— **25** : airelle, lait de coco, rhubarbe, asperge, choux blanc et vert, choucroute, fenouil, haricot vert, oseille, scarole.

— **20** : céleri branches, chicorée frisée, endive, cresson, laitue, poivron vert, radis, tomate.

— **10** : concombre, cornichon.

— **5** : café.

— **0** : eau, infusion, thé.

CHAPITRE XIII

Valeurs caloriques des aliments classés par ordre alphabétique

Voici un nouveau classement bien pratique. Pour connaître immédiatement la valeur calorique d'un aliment précis, il est fort utile d'avoir à sa disposition un classement par ordre alphabétique. C'est tout simple, mais encore faut-il l'avoir sous la main. Or, en France, on donne toujours les valeurs caloriques de la même manière : par catégories d'aliments (voir chapitre XI) ; ce n'est pas la même chose en certains pays étrangers, en Angleterre notamment où l'usage de l'ordre alphabétique l'emporte.

La vocation de ce livre étant de vous rendre service, de simplifier vos recherches en vous donnant clairement et simplement les informations que vous recherchez, voici donc notre troisième tableau des valeurs caloriques, cette fois-ci classées par **ordre alphabétique des noms d'aliments**, qui complète parfaitement nos deux précédents chapitres de classements par catégories et par valeurs décroissantes.

*

* *

A			
Abricot	45	Anchois	165
Abricot sec	270	Andouille	300
Actinidia	50	Andouillette	320
Agneau (cervelle)	110	Anguille	250
Agneau (côtelette)	330	Anguille fumée	320
Agneau (épaule)	290	Apéritifs (moyenne)	200
Agneau (foie)	130	Arachide grillée	600
Agneau (gigot)	235	Arachides en pâte	655
Agneau (langue)	195	Araignée de bœuf	200
Agneau (rognon)	90	Araignée de mer	95
Aiglefin	70	Armagnac	250
Aiguillette de bœuf	200	Artichaut	40
Ail	140	Asperge	25
Airelle	25	Aubergine	30
Alose	170	Avocat	220
Aloyau de bœuf	270	Avoine en grains	330
Amande sèche	635	Avoine en farine	350
Ananas	50	Avoine en flocons	375
Ananas au sirop	95		

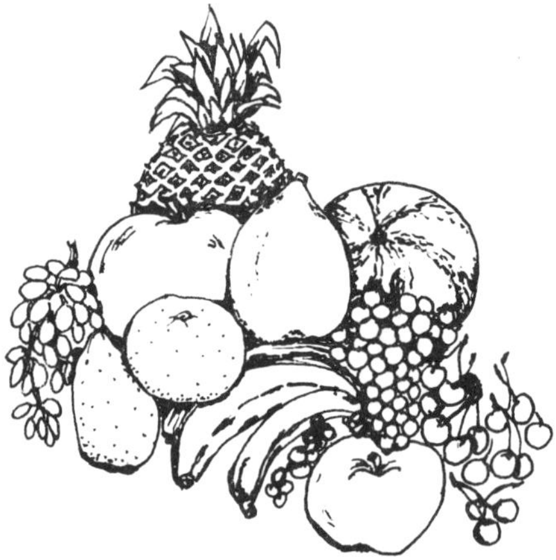

B			
Bacon	390	Bœuf (corned-beef)	275
Banane	90	Bœuf (côte)	260
Banane sèche	290	Bœuf (culotte)	290
Bar	90	Bœuf (échine)	260
Barbue	120	Bœuf (entrecôte)	200
Baudroie	80	Bœuf (faux filet)	160
Bavette de bœuf	200	Bœuf (filet)	180
Beaufort	395	Bœuf (flanchet)	180
Bécasse	120	Bœuf (foie)	115
Bernicle	90	Bœuf (gîte)	300
Bettes	35	Bœuf (langue)	200
Betterave rouge	40	Bœuf (macreuse)	240
Beurre	760	Bœuf (noix)	185
Bigorneau noir	100	Bœuf (onglet)	200
Biscotte	360	Bœuf (paleron)	215
Biscuit à la cuillère	410	Bœuf (rognon)	125
Blé en grains	340	Bœuf (rosbif)	160
Blé (farine complète)	340	Bœuf (rumsteck)	200
Blé (farine blanche)	360	Bœuf (tournedos)	200
Blé (flocons)	360	Bonbons (moyenne)	380
Bleu de Bresse	410	Boudin	490
Bœuf (aiguillette)	200	Boudoir	390
Bœuf (aloyau)	270	Brème	100
Bœuf (araignée)	200	Brie	260
Bœuf (bavette)	200	Brochet	85
Bœuf (cervelle)	125	Brugnon	65
Bœuf (cœur)	120	Buccin	90

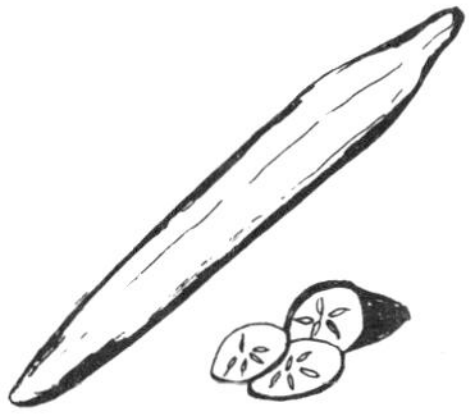

C	
Cacao en poudre	490
Caille	110
Cake	490
Calisson	420
Calmar	90
Calvados	250
Camembert	310
Canard gras	320
Canard maigre	170
Canard sauvage	125
Cantal	385
Caramel	430
Carotte crue	40
Carotte cuite	30
Carpe	145
Carré de porc	330
Carrelet	65
Cassis	55
Cassonade	390
Céleri en branches	20
Céleri-rave	45
Cerf	120
Cerfeuil	65
Cerise douce	75
Cerise acide	55
Cervelas	320
Cervelle d'agneau	110
Cervelle de bœuf	125
Cervelle de mouton	120
Cervelle de porc	130
Cervelle de veau	120
Chair à saucisse	400
Champagne	100
Champignon de Paris	30
Champignon cèpe	40
Châtaigne	370
Chester	400
Cornichon	10
Cornichon aigre-doux	140
Côte de bœuf	260
Côte de porc	330
Côte de veau	170
Côtelette d'agneau	330
Côtelette de mouton	300
Coulommiers	280
Cheval, viande (moyenne)	115
Chevesne	85
Chèvre (fromage)	320
Chevreau	160
Chevreuil	115
Chicorée frisée	20
Chicorée endive	20
Chocolat noir	530
Chocolat au lait	550
Choux blanc et vert	25
Chou brocoli	30
Chou de Bruxelles	55
Chou rouge	35
Chou-fleur	30
Choucroute	25
Ciboulette	35
Cidre	40
Citron	40
Citron (éc. confite)	320
Citrouille	30
Clam	80
Cœur de bœuf	120
Cœur de mouton	160
Cœur de porc	115
Cœur de veau	125
Cognac	250
Coing	40
Colin	90
Compotes fruits (moyenne)	100
Comté	395
Concombre	10
Confitures (moyenne)	290
Congre	130
Coque	45
Coquille Saint-Jacques	75
Corned-beef	275
Courge	30
Crabe frais	85
Crabe en conserve	100
Crème	300
Crème de gruyère	280
Cresson	20
Crevette	90
Culotte de bœuf	290

D			
Datte sèche	315	Dinde	270
Daurade	75	Dragée	550

E			
Eau	0	Entrecôte de bœuf	200
Eaux-de-vie (moyenne)	280	Épaule d'agneau	290
Échalote	75	Épaule de mouton	290
Échine de bœuf	260	Épaule de veau	170
Échine de porc	300	Éperlan	80
Écrevisse	70	Épinard	30
Édam	350	Époisses	360
Églefin	70	Escargot	75
Emmenthal	410	Espadon	115
Encornet	90	Estragon	30
Endive	20	Esturgeon	125

F			
Faisan	110	Foie de bœuf	115
Faux filet de bœuf	160	Foie gras	490
Fenouil	25	Foie de mouton	130
Fève verte	65	Foie de porc	135
Fève sèche	345	Foie de veau	135
Figue	75	Fraise	40
Figue sèche	275	Framboise	40
Filet de bœuf	180	Fromage de tête	340
Filet de mouton	250	Fromage blanc 0 % de M.G.	45
Filet de porc	290	Fromage blanc 20 % de M.G.	80
Flan	140	Fromage blanc 40 % de M.G.	115
Flanchet de bœuf	180	Fruits confits (moyenne)	320
Foie d'agneau	130		

G			
Galantine	240	Gouda	350
Gamba	100	Goujon	60
Gardon	110	Goyave	50
Gaufrette	375	Grenade	30
Gelées de fruits (moyenne)	260	Grenouille (cuisse de)	70
Gigot d'agneau	235	Grive	120
Gigot de mouton	240	Grondin	95
Gîte de bœuf	300	Groseille rouge	50
Glace à l'eau	130	Groseille à maquereau	35
Glace au lait	190	Gruyère	390
Gorgonzola	405		

H			
Hareng frais	120	Haricot blanc (grains)	330
Hareng saur mariné	205	Homard	90
Hareng fumé	230	Huiles végétales (moyenne)	900
Haricot vert	25	Huître	65

I - J - K			
Infusions	0	Kaki	65
Jambon cru	360	Kéfir	45
Jambon cuit	290	Kirsch	250
Jus de fruits (moyenne)	45		

L			
Lait concentré non sucré	165	Langue de mouton	125
Lait concentré sucré	250	Langue de veau	115
Lait de brebis	100	Lapin	135
Lait de chèvre	75	Lapin de garenne	650
Lait de femme	75	Lard	335
Lait de vache 1/2 écrémé	50	Lentille	90
Lait de vache écrémé	35	Lieu	105
Lait de vache frais, cru entier	65	Lièvre	70
Lait en poudre écrémé	375	Limande	50
Lait en poudre entier	480	Limonade	70
Laitue	20	Litchi	350
Lamproie	180	Liqueurs (moyenne)	360
Langouste	90	Livarot	170
Langue d'agneau	195	Longe de veau	80
Langue de bœuf	200	Lotte	380
		Loukoums	265

M			
Macaron	450	Millet en grains	340
Mâche	30	Mimolette	345
Macreuse de bœuf	240	Morbier	300
Madère	160	Mortadelle	280
Maïs en grains	355	Morue salée	160
Maïs en farine	360	Morue séchée	320
Maïs en flocons	380	Moule	70
Mandarine	45	Mousse au chocolat	450
Mangue	65	Mousse de foie	420
Maquereau frais	130	Mouton (cervelle)	120
Maquereau en conserve	220	Mouton (cœur)	160
Margarine	750	Mouton (côtelette)	300
Marc	280	Mouton (épaule)	290
Maroilles	420	Mouton (filet)	250
Marron glacé	310	Mouton (foie)	130
Mayonnaise	720	Mouton (gigot)	240
Mélasse	250	Mouton (langue)	265
Melon	30	Mouton (rognon)	100
Merguez	510	Mulet	150
Merlan	70	Munster	320
Merlu	90	Mûre	60
Mérou	220	Museau	340
Miel	310	Myrtille	40

N

Navet	30
Nectars de fruits (moyenne)	70
Nèfle	100
Noisette	660
Noix	675
Noix du Brésil	680
Noix de bœuf	185
Noix de porc	290
Noix de veau	160
Noix de coco fraîche	430
Noix de coco sèche	650
Noix de coco (lait de)	25
Nougat	440

O

Œuf de cabillaud	115
Œuf d'esturgeon	290
Œuf de lump	230
Œuf de poule entier	160
Œuf de poule (jaune)	360
Œuf de poule (blanc)	50
Oie	360
Oignon cru	50
Oignon cuit	40
Olive en saumure	125
Olive noire	150
Olive verte	215
Onglet de bœuf	200
Orange	45
Orange (éc. confite)	315
Orge en grains	330
Orge en farine	345
Orge en flocons	355
Oseille	25
Oursin	95

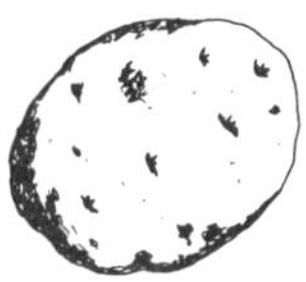

P

Pain au gluten	240
Pain au son	250
Pain azyme	255
Pain blanc	255
Pain complet	240
Pain d'épice	350
Pain de mie	290
Pain de seigle	240
Pain grillé	415
Pain sans sel	250
Pain viennois	260
Paleron de bœuf	215
Palette de porc	300
Palombe	115
Palourde	170
Pamplemousse	40
Papaye	45
Parmesan	395
Pastèque	30
Pâtes (moyenne)	360
Pâte d'amandes	490
Pâte d'arachides	655
Pâtes de fruits	330
Pâté de campagne	450
Pâté de foie	470
Pâté de tête	340
Pêche	50
Pêche sèche	280
Perche	105
Perdrix	115
Perdreau	115
Persil	55
Petit-beurre	420
Petit pois	90
Petit salé	330
Petit-suisse 40 % de M.G.	135
Petit-suisse 60 % de M.G.	145
Pétoncle	70
Pied de porc	340
Pigeon	110
Pignon de pin	670
Pilpil	340
Piment rouge	90
Piment vert	60
Pintade	115
Pissenlit	50
Pistache	645
Plie	65
Poire	60
Poire sèche	270
Poireau	40
Pois cassé	350
Pois chiche	360
Poitrine de porc	300
Poivron	20
Pomme	55
Pomme sèche	290
Pomme de terre bouillie	85
Pomme de terre chips	560
Pomme de terre cuite four	100
Pomme de terre frite	400
Porc (carré)	330
Porc (cervelle)	130
Porc (cœur)	115
Porc (côte de)	330
Porc (échine)	300
Porc (filet)	290
Porc (foie)	135
Porc (noix)	290
Porc (palette)	300
Porc (pied de)	340
Porc (poitrine)	300
Porc (rognon)	100
Porto	160
Potiron	30
Poulet	150
Praire	50
Praline	560
Prune	60
Pruneau sec	290
Pyrénées (fromage des)	370

Q - R

Quasi de veau	170	Riz en grains	350
Radis	20	Riz en farine	355
Raie	90	Riz en flocons	375
Raifort	60	Rognon d'agneau	90
Raisin	80	Rognon de bœuf	125
Raisin sec	310	Rognon de mouton	100
Rascasse	100	Rognon de porc	100
Reblochon	355	Rognon de veau	120
Rhubarbe	25	Roquefort	400
Rhum	250	Rosbif de bœuf	160
Rillettes	600	Rouget	150
Ris de veau	110	Rumsteck	200

S

Sablé	460	Saumon fumé	265
Saindoux	820	Scarole	25
Saint-marcellin	230	Scorsonère	90
Saint-nectaire	310	Seiche	85
Salami	410	Seigle en grains	335
Salsifis	75	Seigle en farine	350
Sanglier	110	Semoule	350
Sardine fraîche	175	Sirops de fruits (moyenne)	300
Sardine à l'huile	300	Sodas (moyenne)	50
Sarrasin en grains	290	Soja (germe frais)	60
Sarrasin en farine	320	Soja en grains	420
Saucisse de Francfort	270	Sole	70
Saucisse de Toulouse	400	Sucettes	380
Saucisson	560	Sucre blanc	400
Saumon frais	200	Sucre roux	385

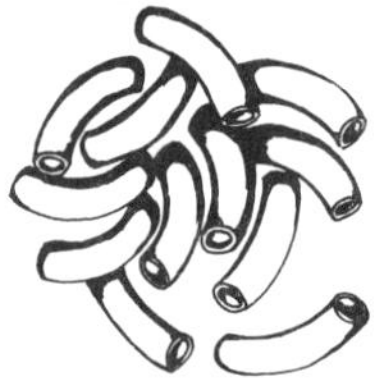

T			
Tanche	75	Tournedos de bœuf	200
Tête de veau	210	Truffe	90
Thé	0	Truffe au chocolat	590
Thon frais	225	Truite	95
Thon à l'huile	280	Turbot	120
Tomate	20		

V			
Veau (cervelle)	120	Veau (noix)	160
Veau (cœur)	125	Veau (quasi de)	170
Veau (côte)	170	Veau (ris de)	110
Veau (épaule)	170	Veau (rognon)	120
Veau (foie)	135	Veau (tête de)	210
Veau (jarret)	185	Vin blanc (moyenne)	80
Veau (langue)	125	Vin rouge (moyenne)	70
Veau (longe)	170	Vodka	250

W-X-Y-Z			
Whisky	250	Yaourt aux fruits	100
Yaourt nature	70	Yaourt maigre	45

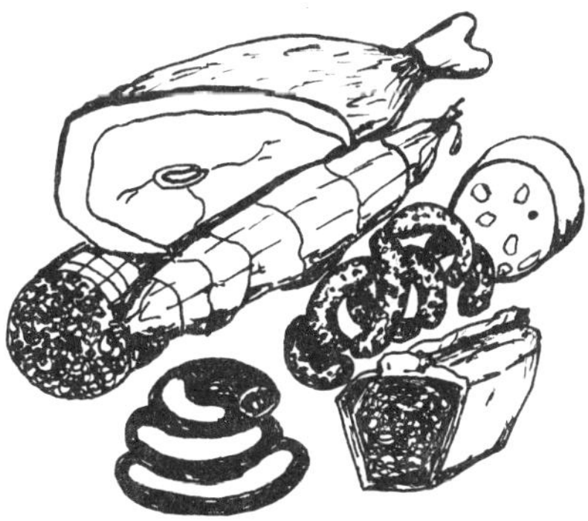

notes personnelles

TROISIÈME PARTIE

Les compléments alimentaires naturels

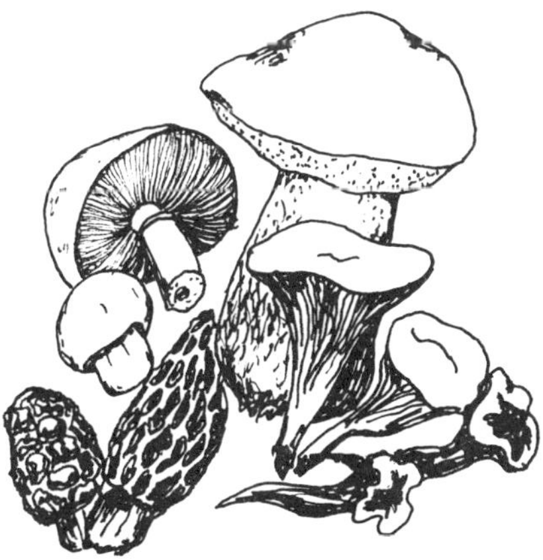

Introduction aux compléments alimentaires

Les compléments alimentaires ont trois origines différentes : végétale, animale ou minérale. On les trouve surtout dans les magasins spécialisés dans la vente de produits naturels et diététiques, sous une grande diversité de présentations : gélules, comprimés, capsules, tablettes, ampoules...
Selon leur origine et leur composition, **ils sont riches en principes actifs d'origine naturelle :** acides aminés essentiels, acides gras polyinsaturés, vitamines, sels minéraux, oligo-éléments... Ce sont donc les adjuvants idéaux de la diététique lorsque l'alimentation quotidienne présente, pour une raison ou une autre, certaines carences. Mais ils présentent aussi des applications innombrables dans le cadre des médecines alternatives actuelles : la dernière partie de ce livre est entièrement consacrée aux indications thérapeutiques des compléments alimentaires, selon un classement pratique pour la consultation.

Les compléments alimentaires ont donc pour premier objectif de combler nos carences alimentaires, en particulier vitaminiques et minérales. En effet, les techniques modernes de l'industrie agro-alimentaire dénaturent complètement les aliments avant leur commercialisation ; la nourriture d'aujourd'hui est devenue un produit industriel de haute technologie, bourrée d'additifs, de sucres, de graisses... mais surtout appauvrie de ses substances nutritives élémentaires par les excès de « raffinage » ou par des « manipulations » de toutes sortes, toutes aussi nuisibles à la santé les unes que les autres, le comble étant maintenant atteint avec l'irradiation des aliments ; on pourra difficilement aller plus loin pour « tuer » les aliments.

Nous donnons, à la fin de ce livre (dans l'annexe sur les additifs alimentaires), un exemple caricatural pour illustrer ce propos : celui des « triturations » innombrables et honteuses que subit l'huile de table avant de parvenir jusqu'à nous.

Il ne faut pas rêver ; on ne peut remonter le temps. L'époque est révolue où nous allions chercher l'huile au moulin ou le lait à la ferme, en fin d'après-midi, avec cette odeur indéfinissable de l'étable pendant la traite, cette chaleur et cette mousse qui recouvrait le bidon de lait et nous parait de moustaches blanches lorsque l'on en buvait un peu sur le chemin du retour.

Revenons sur terre ; nous ne connaîtrons plus cette époque-là et devons aujourd'hui nous contenter de l'huile, du lait, du pain ou du sucre que l'on nous propose. Mais attention ! Ce sont actuellement des aliments tellement dénaturés et appauvris de leurs substances nutritives essentielles, qu'ils sont presque réduits à l'état de cadavres ; ils sont **morts**. La vie a fui ces aliments, retenue par les manipulations industrielles. Rappelons que par rapport au sucre roux naturel, non raffiné et complet, le sucre blanc a perdu (par le raffinage) 100 % de son phosphore, 100 % de son magnésium, 100 % de son cuivre, 100 % de son zinc, 100 % de son manganèse, 100 % de son fluor, 95 % de son fer !... Ce sucre blanc n'est plus rien, seulement un glucide nuisible à la santé ; ce qu'il contenait avant son raffinage et qui lui conférait sa valeur nutritive a disparu.

Alors nous consommons du sucre blanc, du pain blanc, du lait U.H.T., de l'huile raffinée... et l'on se découvre toutes sortes de maladies qui sont l'expression des carences vitaminiques et minérales de notre alimentation. Nous nous précipitons alors chez le médecin qui nous prescrit des médicaments pour combler ces carences... et c'est le cercle infernal !

En achetant ce livre, vous avez effectué une première démarche pour échapper à ce « système » ; en le lisant, vous êtes en train de fortifier votre prise de conscience qu'un changement de comportement est souhaitable, tant pour vous-même que pour votre famille. Mettez maintenant en pratique les conseils de ce livre et vous entrerez dans une nouvelle vie où vous pèserez sur votre destin par la qualité de vos choix personnels.

Parce que la vie moderne impose des contraintes que l'on ne peut contourner, parce que votre activité professionnelle vous impose de déjeuner dans un restaurant d'entreprise chaque midi (ou dans une cafétéria), parce que l'éloignement de l'école oblige vos enfants à manger à la cantine (au mieux) ou dans un « fast food » (au pire), parce que vous avez pris l'habitude de faire vos achats dans un hypermarché une fois par semaine au lieu d'aller sur les marchés ou dans les magasins de produits naturels... pour toutes ces raisons **vous devez consommer régulièrement des compléments alimentaires** afin de retrouver ou de conserver santé, forme, ligne... et moral.

Le chapitre qui suit guidera vos choix en fonction de vos besoins propres. Cette liste de compléments alimentaires n'est bien entendu pas exhaustive. Nous avons fait certains choix qui nous sont personnels et auxquels nous croyons suite à une expérience professionnelle de quinze années.

On pourrait, par exemple, nous reprocher d'avoir sélectionné certaines plantes au détriment d'autres, voire même d'avoir indiqué des plantes dans un chapitre sur des compléments alimentaires. Il nous est facile de nous en justifier : nous avons choisi les plantes les plus courantes, celles que l'on trouve le plus facilement dans les magasins spécialisés, et avons décidé de les inclure aux compléments alimentaires traditionnels (germe de blé, argile, gelée royale...) car, sous les formes galéniques que nous indiquons (gélules de poudre, gouttes d'huiles essentielles), il est facile de les incorporer à son alimentation quotidienne, même en voyage, même au restaurant. Il ne s'agit pas ici de plantes destinées à être consommées sous forme d'infusions, de décoctions ou de macérations, mais de plantes que l'on peut consommer avant, pendant ou après un repas, de façon simple et pratique, en gélules ou en gouttes.

Dans le combat que vous allez devoir mener pour changer vos habitudes diététiques, les compléments alimentaires sont vos meilleurs alliés. Ayez toujours ce livre à portée de main.

Les compléments alimentaires les plus riches en :

	Acides aminés essentiels	Acides gras polyinsaturés	Vitamine A	Vitamines du groupe B	Vitamine C	Vitamine D	Vitamine E	Calcium	Chlore	Cuivre	Fer	Fluor	Iode	Magnésium	Manganèse	Phosphore	Potassium	Sodium	Soufre	Zinc	Oligo-éléments divers
Acérola					●																
Algues marines				●		●	●	●	●	●	●	●	●		●		●	●	●	●	●
Argile																					●
Argousier					●																
Bois de renne								●													
Chlorure de magnésium														●							
Corne de cerf								●								●					
Cynorhodon					●																
Dolomie (dolomite)								●						●							
Eau de mer									●	●	●	●	●	●	●		●	●	●	●	●
Filtrat de soja	●																●				
Gelée royale	●			●																	●
Germe de blé		●	●	●	●	●	●			●				●	●	●	●		●	●	●
Ginseng					●																
Huile de bourrache		●																			
Huile de carthame		●																			
Huile de foie de flétan			●			●	●														
Huile de foie de morue			●			●	●														
Huile d'onagre		●																			
Laitance de poisson			●			●	●					●	●			●					
Lécithine de soja		●														●					
Levure de bière	●	●		●															●		●
Mélasse				●					●	●	●				●		●				
Miso	●																				
Nuoc-mâm	●																				
Organolysats de poissons		●	●			●	●					●	●			●					●
Plasma de Quinton									●	●	●	●	●	●	●			●	●	●	●
Pollen	●	●	●	●	●						●				●		●		●	●	●
Poudre d'huîtres								●	●	●	●	●	●					●		●	●
Poudre d'os								●						●		●					
Protéines concentrées	●																				
Seitan	●																				
Spiruline	●								●												
Tempeh	●																				

CHAPITRE XIV

Les 12 compléments alimentaires essentiels de la diététique

1. Les algues marines

Plusieurs centaines de millions d'hommes sur Terre consomment quotidiennement des algues marines (en Asie principalement : Japon, Chine...) en place de légumes, généralement pour accompagner des céréales (riz) ou du poisson.

En Europe, les industries agro-alimentaires utilisent traditionnellement certaines algues mucilagineuses (comme l'agar-agar) dans la préparation de petits déjeuners, de potages et d'entremets.

Mais depuis une quinzaine d'années, nous consommons de plus en plus d'algues en Europe, et en particulier en France, à la fois comme aliment mais aussi comme complément alimentaire :

— Le développement du régime **macrobiotique** incite à la consommation d'algues, considérées alors comme des légumes, pour accompagner les céréales ; elles sont au nombre de cinq : *iziki, kombu, wakamé, nori* et *aramé*.

— L'expansion des **produits diététiques** va de pair avec l'utilisation de trois algues à vocation de compléments alimentaires : *fucus vésiculeux, laminaires* et *lithothamne.*

Les algues marines sont d'une grande valeur nutritive car elles sont **l'expression du milieu marin tout entier,** son émanation, une forme de « concentré » des richesses de la mer. Elles contiennent donc tous les éléments minéraux, vitaminiques et protéiques propres aux produits marins, et sont exceptionnellement riches en oligo-éléments, iode, phosphore...

Propriétés thérapeutiques : stimulent, favorisent les échanges, rééquilibrent le terrain, renforcent les défenses naturelles de l'organisme, reminéralisent, tonifient les glandes endocrines (1).

Indications : asthénie, fatigue, nervosité, anémie, déminéralisation, grossesse, allaitement, rachitisme, troubles de la croissance, lymphatisme, troubles glandulaires, obésité, cellulite, hypothyroïdie, rhumatismes, hypertension, artériosclérose, alcoolisme, spasmophilie, cholestérol en excès, prévention du cancer, alopécie.

Formes galéniques :

— *Iziki, wakamé, kombu, nori* et *aramé* : en l'état, telles que récoltées et séchées, entières ou coupées en morceaux pour un usage culinaire.

— *Fucus vésiculeux, laminaires, lithothamnes* : poudre (gélules ou comprimés).

D'autre part, les algues marines entrent dans la composition de très nombreux produits de soins à usage externe.

2. L'argile

De toutes les médecines douces qui connaissent tant de succès de nos jours, l'argilothérapie est certainement l'une des plus utilisées. Des millions de pharmacies familiales renferment de l'argile pour de multiples usages thérapeutiques, tant internes qu'externes.

Depuis l'Antiquité, on peut remarquer la permanence de l'utilisation thérapeutique de cette « terre miraculeuse » sur tous les continents, ce qui prouve bien son efficacité.

L'argile est un silicate d'alumine hydraté dont la couleur (verte, blanche, rose...) varie selon la teneur en pigments (dont les oxydes de fer). La plus utilisée est l'argile verte (2).

Propriétés thérapeutiques : antiseptique, bactéricide, énorme pouvoir absorbant et adsorbant (absorption sélective),

---

1. Voir l'ouvrage d'Alain Saury : *Les Algues, source de vie* (épuisé).
2. Voir l'ouvrage du docteur André Passebecq : *L'Argile pour votre santé* (Éditions Dangles).

antitoxique, anti-inflammatoire, décongestionnante, astringente, reminéralisante, cicatrisante, reconstructive des tissus.

Indications thérapeutiques : nous ne donnons ici que les indications correspondant aux usages internes (eau argileuse, argile diluée dans de l'eau, comprimés, tablettes, dragées). Les usages externes (bains et cataplasmes principalement) sont hors sujet dans ce livre qui traite de l'alimentation.

Ulcères d'estomac ou du duodénum, gastrites, gastro-entérite, colites, colibacillose, cystite urinaire, inflammation de la prostate, diarrhées, dysenterie, diabète, entérite, ballonnements, flatulence, aérophagie, accidents dus à la prise de médicaments ou de produits toxiques, décalcification, déminéralisation, troubles de la croissance, anémie, asthénie, albuminurie, alcoolisme, hyperthyroïdie, amibiase, parasites intestinaux, migraine, grippe, maladies infectieuses, métrite, vaginite, néphrite, coliques néphrétiques, œdèmes, pyorrhée, parodontose, angine, aphonie.

Formes galéniques : poudre fine (à mélanger dans l'eau de boisson), comprimés, tablettes, dragées, morceaux grossiers pour usages externes.

3. La gelée royale

La gelée royale est sécrétée par les glandes pharyngiennes (glandes salivaires frontales) des jeunes ouvrières de la ruche. Elle sert à nourrir la reine dont c'est la seule nourriture toute sa vie durant. Or une reine exclusivement alimentée de gelée royale vit en moyenne 5 années, alors qu'une abeille normale ne vit qu'environ 6 semaines ! De plus, la reine travaille énormément puisque, chaque année, de février à octobre, elle pond avec une admirable persévérance entre 1 500 et 2 000 œufs par jour ! Il faut donc croire que la gelée royale est réellement un « super aliment » (3).

Les deux composants essentiels (qualitativement) de la gelée royale sont l'A.D.N. (acide désoxyribonucléique) et la vitamine B5 (acide pantothénique) ; la gelée royale est la subs-

---

3. Voir l'ouvrage de Jean-Luc Darrigol : *Le Miel pour votre santé* (Éditions Dangles).

tance la plus riche en acide pantothénique. En grec, *pantothein* signifie « être partout » ; on trouve cet acide dans toutes les cellules du corps humain où il joue un rôle essentiel dans le métabolisme, car il se combine à différentes substances pour former le coenzyme A, agent principal de toutes les réactions biologiques et chimiques intracellulaires, plaque tournante du métabolisme des graisses, des glucides et des acides aminés. L'acide pantothénique exerce donc un rôle de « commandement » des cellules ; la gelée royale en étant très riche est donc un aliment exceptionnel.

Propriétés thérapeutiques : stimulant général, régulateur métabolique, préventif des maladies infectieuses, fortifiant, antianémique, revitalisant, euphorisant, aphrodisiaque.

Indications : anorexie, cachexie, asthénie, anémie, dépression nerveuse, surmenage, impuissance, frigidité, prévention de la sénescence, grande fatigue générale, manque d'appétit, grippe, ménopause, maladies infectieuses, maigreur.

Formes galéniques :

— Gelée royale pure : en flacons de 10, 20, 30 et 40 grammes.

— Gelée royale mélangée au miel : en dosages de 1, 2, 3, 4 ou 5 grammes de gelée royale pour 125 grammes de miel.

— Gelée royale lyophilisée en poudre : gélules.

— Gelée royale en solution dans l'eau : ampoules.

— Gelée royale mélangée aux autres produits de la ruche (pollen, propolis) : dans du miel ou en sirop.

— Gelée royale incorporée à d'autres produits diététiques ou compléments alimentaires : très nombreuses préparations.

— Gelée royale comme principe actif de nombreux produits de soins à usage externe.

4. Le germe de blé

La germination du blé libère l'énergie vitale qui se trouve à l'état latent dans le grain. Une force considérable sublime l'action des différents éléments composant le germe, une mystérieuse synergie qui échappe en partie à l'investigation scientifique. Pendant la germination, interviennent des enzymes, des ferments, des diastases, des catalyseurs qui, non seulement facilitent l'assimilation par l'organisme de tous les éléments du germe mais, également, enrichissent la teneur du germe dans ces éléments quand ils n'en synthétisent pas de nouveaux (par exemple, le grain de blé ne contient pas de vitamine C ; le germe issu de ce mystérieux processus, en revanche, en comprend !).

Le germe de blé est d'une étonnante richesse en sels minéraux, oligo-éléments, vitamines, acides aminés et acides gras. Nous en donnons ci-dessous une liste impressionnante :

— **Sels minéraux :** calcium, potassium, phosphore, fer, soufre, magnésium, sodium.

— **Oligo-éléments :** manganèse, cuivre, brome, aluminium, nickel, zinc, iode.

— **Vitamines :** A, B1, B2, B3 (PP), B5, B6, C, D et E.

— **Protéines** (acides aminés) : arginine, cystine, histidine, isoleucine, leucine, lysine, méthionine, phyénylalanine, thréonine, tryptophane, valine.

— **Glucides :** amidon, saccharose.

— **Lipides :** acides gras insaturés (oléique, linoléique, linolénique, palmitoléique), acides gras saturés (palmitique, stéarique).

— **Fibres.**

Propriétés thérapeutiques : reminéralisant, fortifiant, antianémique, stimulant physique et nerveux, aphrodisiaque, régulateur métabolique.

Indications : fatigue, grippe, déminéralisation, décalcification, anémie, maigreur, lymphatisme, rachitisme, grossesse, allaitement, impuissance, frigidité, troubles de la sénescence, asthénie, anorexie, cachexie, adolescent en période d'examens, sportif en période de compétition, surmenage, dermatoses, ménopause, spasmophilie, hypotension, maladies infectieuses, alopécie, mauvais état des cheveux, caries dentaires.

Formes galéniques :

— En poudre : gélules, comprimés, tablettes et pour saupoudrer les aliments.

— En paillettes pour incorporer aux aliments.

— En granulés pour consommer directement.

— Sous forme d'huile : flacons, capsules.

— Incorporé dans les ingrédients de très nombreux produits diététiques : farines, biscuits, biscottes, pains, pâtes, pains d'épices, mueslis, pâtes de fruits, pâte d'amandes, petits déjeuners, aliments pour bébés, aliments pour sportifs, comme adjuvant de fabrication de très nombreux compléments alimentaires.

— Sans oublier les germes frais obtenus soi-même en faisant germer des grains de blé ; ce sont les plus actifs.

5. Le ginseng

La racine de ginseng est certainement la plante tonique la plus célèbre au monde, à juste titre d'ailleurs tant son action thérapeutique est exceptionnelle (4). Récoltée depuis 3 000 ans en Chine, elle a envahi l'Occident ces dernières années.

Elle fait partie de la famille des *Araliacées* qui poussent naturellement à l'état sauvage dans les collines chinoises et que l'on cultive aujourd'hui de façon quasi « industrielle » en Corée, en particulier pour l'exportation. La première récolte est préférable à la seconde.

Les substances actives du ginseng sont des glycosides (on en dénombre une quinzaine) et en particulier la saronine que l'on peut considérer comme une véritable hormone végétale. Les médecins chinois considèrent cette plante comme une véritable panacée. Voici ce qu'écrit l'empereur Shen Hong dans le livre de médecine le plus ancien de Chine : « *On utilise le ginseng pour restaurer les 5 organes vitaux, pour harmoniser yin et yang, pour calmer l'esprit, chasser les peurs et les substances toxiques du corps, faire briller les yeux, ouvrir les vaisseaux du cœur et éclaircir les pensées. Son usage continu fortifie le corps et prolonge la vie.* » Que dire de plus ?

Propriétés thérapeutiques : stimulant général de l'organisme, effet adaptogène (froid, environnement hostile), antifatigue, antistress, stimulant des hormones sexuelles, excitant du cortex cérébral, antianémique, régulateur cardiaque,

---

4. Voir l'ouvrage de Gérard Edde : *Ginseng et plantes toniques* (Éditions Dangles).

rénal et urinaire, stimulant des voies respiratoires et digestives.

Indications : impuissance, frigidité, asthénie, nervosité, grande fatigue physique, cachexie, périodes de compétitions sportives et d'examens scolaires, anxiété, dépression nerveuse, manque d'appétit, déficiences d'énergie vitale, nausées et vomissements, toux et affections respiratoires, prévention de la sénilité, troubles de la ménopause, maigreur.

Formes galéniques : racine (pour décoction, à râper), poudre (gélules, comprimés), extrait alcoolique (ampoules, flacons), sirop (flacons).

6. La lécithine de soja

La lécithine, composée à 95 % de phospholipides, est présente dans le cerveau, le foie, les glandes sexuelles, les muscles et les membranes des cellules. Ses deux principales sources sont le jaune d'œuf et les grains de soja.

La lécithine utilisée comme complément alimentaire est toujours celle de soja. Elle possède une remarquable propriété : c'est un **émulsifiant naturel** qui permet aux graisses et au cholestérol en suspension dans le sang de ne pas se déposer sur les parois des vaisseaux en facilitant leur dispersion.

La lécithine émulsionne également les graisses absorbées lors des repas, ce qui facilite leur digestion. Elle stimule les cellules hépatiques, favorisant les sécrétions biliaires. Enfin, les phospholipides de la lécithine assurent une meilleure « neurotransmission » en favorisant la fluidité du fonctionnement des neurones dans le cerveau.

La lécithine de soja est une remarquable source naturelle de phosphore, de choline, d'inositol, d'acides gras essentiels polyinsaturés.

Propriétés thérapeutiques : hypocholestérolémiant, stimulant nerveux, cholagogue.

Indications : excès de cholestérol, artériosclérose, insuffisance hépatique, digestion difficile, fatigue nerveuse, surmenage, asthénie, insomnie.

Formes galéniques : poudre (gélules, capsules) ou granulés à incorporer aux aliments.

7. La levure de bière

La levure de bière a un effet purificateur sur l'organisme, effet se ressentant à l'intérieur (mieux-être de l'état général) et à l'extérieur (transformation de la peau et des cheveux).

Les levures sont des micro-organismes qui ont la propriété de transformer le sucre en alcool. Pour la fabrication de la bière, on utilise une levure appelée *Saccharomyces cerevisiae,* le développement du ferment (champignon qui se multiplie à une allure vertigineuse en milieu nourricier favorable) se faisant aux dépens d'un mélange d'eau, de malt broyé (orge germé torréfié) et de houblon. La fermentation, sous l'effet des diastases dynamisées par ce véritable « bain » de vitamines, de sels minéraux et d'acides aminés, potentialise les propriétés de chacun des éléments dans une synergie riche de conséquences sur le plan thérapeutique.

La fermentation étant terminée, il convient de « traiter » la levure qui s'est développée à la surface de la cuve, sous forme d'écume, de façon à préserver l'intégrité des cellules et leurs propriétés, donc leur activité. Il faut agir « en douceur », en déshydratant la levure avec un air froid et sec. On obtient ainsi une levure dite « vivante » (ou encore « revivifiable ») qui contient entre 15 et 30 milliards (parfois même un peu plus) de cellules par grammes.

La levure de bière contient environ 45 % de protides (tous les acides aminés essentiels en particulier), 35 % de glucides, 2 % de lipides et surtout 18 % d'eau, de sels minéraux et de vitamines. C'est l'aliment naturel le plus riche en vitamines du groupe B (B1, B2, B3 (PP), B5, B6, B7, B8, B9, B10, B11 et B12). Elle est un véritable « concentré » de vitamines B, avec toutes les conséquences bienfaisantes sur la santé, l'équilibre de l'organisme et la beauté de la peau.

Propriétés thérapeutiques : désintoxicant organique, rééquilibrant des métabolismes, stimulant des glandes endocrines, reconstituant de l'état général, régulateur du système nerveux, favorise l'assimilation des aliments, régénérateur de la flore intestinale, purificateur du sang.

Indications : accidents dus à l'antibiothérapie, reconstitution de la flore intestinale, entérites, gastro-entérites, colites, diarrhées, dysenterie, furonculose, abcès, impétigo, acné, eczéma, séborrhée, mauvais état général de la peau et des cheveux, troubles de la digestion, insuffisance hépatique, fatigue, asthénie, troubles de la ménopause, prévention de la sénescence, empoisonnement, intoxication alimentaire, maladies infectieuses, diabète, pyorrhée, parodontose.

Forme galénique : poudre (gélules).

8. Le miel

Le miel est élaboré par le tube digestif des abeilles à partir du nectar qu'elles prélèvent au sein des fleurs avec leur trompe, remplissant leur jabot avant de revenir à la ruche. La transformation du nectar des fleurs en miel par l'abeille se fait par un appauvrissement du nectar en eau et par la prédigestion des sucres complexes du nectar (polysaccharides) sous l'influence des diastases (dont l'invertase) sécrétées par les glandes salivaires des abeilles. Les polysaccharides du nectar deviennent ainsi les sucres simples du miel, fructose et glucose principalement. Or, ces sucres simples, nous le savons, sont directement et facilement assimilés par l'organisme humain, sans digestion préalable ; ils passent donc dans le sang, absorbés par les vaisseaux sanguins qui tapissent les villosités de la paroi intestinale. Ils sont ensuite conduits par la veine porte dans le foie qui les transforme en glycogène, lequel est ensuite utilisé par l'organisme pour ses dépenses énergétiques.

Certains auteurs condamnent le miel au même titre que les autres sucres ; c'est une grave erreur que de vouloir ainsi supprimer toute une famille d'aliments de notre nourriture (les glucides). En effet, si l'abus de sucres congestionne le foie, fatigue le pancréas, provoque des caries dentaires, conduit à l'obésité ou provoque le diabète, en revanche une consommation insuffisante de sucre entraîne une fatigue générale, amoindrit la résistance physique, diminue les capacités à produire des efforts, augmente la frilosité...

Nous avons besoin de sucre, en quantité raisonnable, et le meilleur d'entre eux est celui que nous procurent les abeilles : le miel (5).

Propriétés thérapeutiques : procure de l'énergie, donne des forces, augmente la résistance, favorise la récupération, laxatif, émollient, produit de substitution du sucre dans tous les usages.

Indications : sportifs en période de compétition, d'entraînement ou de récupération, diététique du nourrisson (sucrage des biberons), diététique des enfants (en remplacement du sucre), constipation fonctionnelle chronique, colite, intestin délicat, ulcère gastrique, inflammation du tube digestif, irritations de la gorge, toux, produit de substitution du sucre pour les diabétiques légers, non insulino-dépendants.

Indications des miels spécifiques :

— **Miel d'acacia :** sucrage des biberons, inflammations du tube digestif, diabète non insulino-dépendant.

— **Miel d'aubépine :** affections cardio-vasculaires, hypertension, vertiges, bourdonnements d'oreilles, insomnie, nervosité, angoisse, palpitations.

— **Miel de bruyère :** cystite urinaire, inflammation de la prostate, rhumatismes, lithiase urinaire.

— **Miel de châtaignier :** troubles de la circulation du sang, anémie, fatigue, asthénie.

— **Miel de colza :** miel de table, usages industriels (adjuvant de produits diététiques), fabrication de l'hydromel.

— **Miel d'eucalyptus :** bronchite, toux, irritation de la gorge, cystite urinaire, colibacillose, parasites intestinaux, fièvre.

— **Miel de framboisier :** bronchite, maux de gorge, laryngite, pharyngite.

— **Miel de lavande :** migraines, insomnie (sucrage des infusions du soir), affections des voies respiratoires, parasites intestinaux, fièvre.

— **Miel de marjolaine :** nervosité, insomnie.

---

5. Voir, de Jean-Luc Darrigol : *Le Miel pour votre santé* (Éditions Dangles).

— **Miel de mélisse :** digestion difficile (sucrage de l'infusion prise après les repas).

— **Miel d'oranger :** nervosité, insomnie, migraines, palpitations.

— **Miel de pissenlit :** insuffisance hépatique, dermatoses.

— **Miel de romarin :** insuffisance hépatique, lithiase biliaire, asthénie, surmenage, colites, flatulences, fermentations intestinales, gastrite, hypotension, migraines.

— **Miel de ronce :** toux, maux de gorge.

— **Miel de sainfoin :** miel de table, préparation de recettes de cuisine à base de miel.

— **Miel de sapin :** bronchite, trachéite, pharyngite, toux, grippe, rhume, rhinite, asthme.

— **Miel de sarrasin :** grossesse, allaitement, états de déminéralisation, maladies vasculaires.

— **Miel de sarriette :** asthénie, fatigue sexuelle.

— **Miel de sauge :** troubles de la circulation du sang, anémie, asthénie.

— **Miel de serpolet :** ulcère d'estomac, toux, fatigue générale.

— **Miel de thym :** bronchite, toux, flatulences, grande fatigue, asthénie, grippe, maladies infectieuses, anorexie, angine, aphonie, gastrite, ulcère, parasites intestinaux, hypotension.

— **Miel de tilleul :** insomnie (sucrage de l'infusion du soir), nervosité.

— **Miel de tournesol :** excès de cholestérol.

— **Miel de trèfle :** effort physique intense et prolongé.

Miel en rayons (riche en cire, pollen et propolis) : sinusite, rhumes de cerveau, affections respiratoires, stomatites, gingivites, aphtes (il faut le mastiquer).

9. Les organolysats de poissons

C'est la principale « découverte », dans le domaine des produits diététiques et des compléments alimentaires, des années 1980 en France. Nous n'avons pourtant rien inventé ; dans l'Antiquité, on produisait déjà un organolysat de poisson (sans le savoir) appelé *garum* (« protecteur universel »), très important dans la thérapeutique romaine. De nombreuses recherches entreprises par plusieurs laboratoires ces dernières années ont permis de retrouver les propriétés essentielles et de définir les principes actifs de ces organolysats.

On utilise les gaducés, poissons ovipares dont on prélève l'ensemble des viscères frais avec lesquels on fait une autolyse. Dans l'autolyse, les propres enzymes des organes, par une sorte d'autodigestion, scindent la matière organique (acides aminés, acides gras...) en constituants simples immédiatement assimilables par l'organisme, aux fortes biopotentialités. On trouve dans ce produit issu de l'autolyse des organes de ces poissons :

— Des **acides gras essentiels** polyinsaturés des séries oméga 3 et oméga 6 qui sont des précurseurs de prostaglandines, messagers de la cellule qui interviennent, avec les tromboxanes et les prostacyclines, dans les principales fonctions biologiques de l'organisme, en particulier le métabolisme du système nerveux central, la respiration, la circulation, l'agrégation des plaquettes, la digestion, la reproduction.

— Des **polypeptides** et des **peptides** enzymatiques analogues aux peptides hypothalamiques hypophysotropes qui agissent comme précurseurs hormonaux et aux endorphines qui interviennent comme neurotransmetteurs.

— Un **complexe antioxydant** riche en vitamine E et en sélénium qui protège les acides gras polyinsaturés de l'oxydation et assure la stabilité et l'efficacité biologique du produit.

Propriétés thérapeutiques : régulateur du système nerveux et des capacités intellectuelles, régulateur de l'équilibre psychique, action antistress, stimulant des métabolismes glandulaires, prévention de la sénilité.

Indications : surmenage, anxiété, angoisse, dépression nerveuse, phobies, asthénie, pertes de mémoire, perte du sommeil, anorexie, troubles du langage, manque de confiance en soi, grande lassitude, baisse de l'activité sexuelle, vieillissement accentué, adolescents en période d'examens, travail intellectuel intense.

Forme galénique : capsules.

10. Le pollen

Semence mâle de la fleur, le pollen est formé dans la partie terminale des étamines (anthères). La pollinisation est la fécondation par les graines de pollen des ovaires contenus dans les pistils. Elle est assurée par le vent et les insectes (dont les abeilles) qui volent de fleur en fleur pour butiner. Les grains de pollen, qui ne mesurent que quelques millièmes de millimètre, sont agglomérés sous forme de pelotes par les abeilles lorsque celles-ci butinent.

Le pollen, véritable « sperme végétal », est un extraordinaire **aliment-médicament.** Sa valeur nutritive et ses propriétés thérapeutiques sont considérables. Il contient environ 35 % de protéines, ce qui est exceptionnel d'autant plus que la majorité de ces protéines sont des acides aminés essentiels non synthétisables par l'organisme et des acides aminés accélérateurs de croissance. Tous les acides aminés dénombrables dans les cellules vivantes ont été retrouvés dans le pollen. Il contient encore des glucides (amidon et lactose), des lipides, des vitamines (B, C, D, E et provitamine A), la plupart des sels minéraux (calcium, potassium, magnésium, phosphore...), de nombreux oligo-éléments, des enzymes favorisant plusieurs fonctions organiques importantes, des substances antibiotiques, une substance œstrogénique et de la rutine, glucoside qui accroît la résistance capillaire.

Au total, un ensemble de substances complémentaires qui agissent dans une harmonieuse synergie naturelle.

Propriétés thérapeutiques : rééquilibrant fonctionnel, stimulant métabolique, désintoxicant organique, tonifiant, reminéralisant, antianémique.

Indications : grande fatigue physique, dépression nerveuse, états de carences (rachitisme, retards de croissance, caries dentaires...), grippe, grossesse, allaitement, insomnie, manque de mémoire, chute des cheveux, dermatoses, artériosclérose, inflammation de la prostate, constipation, colite, troubles de la sénescence, amibiase, impuissance, frigidité, maladies infectieuses, maigreur.

Formes galéniques : en pelotes (à ensaliver et à mastiquer), en poudre (gélules ou bocaux), associé à d'autres produits de la ruche (miel + pollen, gelée royale + pollen, propolis + pollen, miel + pollen...), comme adjuvant de nombreux produits diététiques et compléments alimentaires. Également utilisé comme principe actif de produits de soins à usage externe.

11. La propolis

La propolis est une substance résineuse butinée par les abeilles dans les bourgeons de certains arbres (peuplier, bouleau, saule, aune, ormeau, marronnier d'Inde, pin, sapin, épicéa, chêne).

C'est une substance brune à l'odeur fortement aromatique qui a une consistance dure et friable. Elle est composée de substances résineuses, de cire, de pollen et de flavonoïdes (substances antibiotiques naturelles qui lui donnent ses extraordinaires propriétés thérapeutiques). La propolis est un **antibiotique naturel** dont l'activité antimicrobienne stoppe le développement de nombreux germes pathogènes : *Staphylococcus aureus, Staphylococcus albus, Streptococcus foecalis, Streptococcus hoemolytus, Salmonella typhi, Saccharomyces cereus, Bacterium coli, Bacillus subtilis, Candida albicans, Proteus vulgaris.*

Si l'on effectue des antibiogrammes comparés, on constate que les souches de ces germes pathogènes présentent approximativement la même sensibilité à la propolis et aux principaux antibiotiques : pénicilline, streptomycine, terramycine, chloramphénicol...

L'intérêt thérapeutique de la propolis vient du fait qu'à l'inverse des médicaments antibiotiques, elle s'élimine naturellement sans perturber le foie ni les reins, sans affecter la flore intestinale. La propolis devrait figurer dans toutes les « pharmacies familiales ».

Propriétés thérapeutiques : bactériostatique, bactéricide, antimicrobienne.

Indications : angines, amygdalites, pharyngites, laryngites, gingivites, stomatites, glossites, pyorrhée, abcès dentaires, parodontose, aphtes, aphonie, sinusite, otites, candidoses, bronchites, rhumes, rhinites, grippe, ulcères gastriques, gastro-entérite, colites, colibacillose, perturbations de la flore intestinale par antibiothérapie, cystite urinaire, néphrite, métrite, vaginite, coliques néphrétiques, prostatite, amibiase, parasites intestinaux, blennorragie.

Formes galéniques : en morceaux (à mâcher), en granulés (à avaler après ensalivation), en poudre (gélules, comprimés, capsules ou tablettes à avaler), extrait acqueux de propolis (gouttes, ampoules), extrait alcoolique de propolis (gouttes, ampoules), sirop (flacons), pastilles, dragées, gommes, chewing-gum, dentifrice, collutoire à la propolis, adjuvant de nombreux compléments alimentaires. Également utilisée comme principe actif de nombreux produits de soins à usage externe et de produits de beauté.

12. Le son

On appelle son le péricarpe du grain de blé, c'est-à-dire l'enveloppe externe entourée de trois membranes (épicarpe, mésocarpe, endocarpe) essentiellement composées de fibres végétales (cellulose et hémicellulose). Ces fibres végétales ont une particularité remarquable : elles ne sont pas attaquées par les sucs digestifs pendant la digestion, ne sont pas digérées et sont inassimilables par l'organisme.

Le son est donc simplement un aliment de lest qui augmente le volume du bol alimentaire, cela d'autant plus que ses propriétés hygroscopiques sont remarquables (il absorbe l'eau comme une éponge) (6).

En hydratant le bol fécal et en lui donnant du volume, le son favorise les mouvements péristaltiques qui font progresser les matières dans l'intestin, préparant ainsi l'expulsion des selles.

Propriété thérapeutique : laxatif.

Indications : constipation fonctionnelle chronique, constipation occasionnelle accidentelle, toutes les affections déri-

---

6. Voir l'ouvrage de Jean-Luc Darrigol : *Les Céréales pour votre santé* (Éditions Dangles).

vées de la constipation (diverticulite, appendicite, hémorroïdes, lithiase biliaire, obésité, cancer du côlon (7)).

Formes galéniques : en paillettes (pour saupoudrer les aliments), en granulés (pour incorporer aux aliments), en poudre (gélules, comprimés, tablettes).

Le son est présent dans de nombreux produits diététiques : pains, biscottes, biscuits, petits déjeuners, mueslis au son...

Il est également utilisé comme adjuvant à de nombreux compléments alimentaires.

Remarque : la consommation excessive de son est déconseillée aux personnes dont la muqueuse intestinale est très fragile, très sensible ; le son pourrait provoquer chez elles une certaine irritation.

---

7. Une consommation régulière de son, en évitant la constipation chronique, permet de prévenir la conséquence la plus grave de celle-ci : le cancer du côlon.

CHAPITRE XV

Autres compléments alimentaires

Acérola

Variété de cerise provenant d'Amérique centrale, particulièrement riche en vitamine C.

Propriétés : augmente les défenses naturelles de l'organisme, accroît la résistance aux infections, préventif des maladies hivernales, combat les effets de la nicotine.

Indications : mauvais état général, fatigue physique, grippe, tabagisme.

Forme galénique : poudre d'extrait sec (comprimés ou gélules).

Acide désoxyribonucléique

L'A.D.N., assimilable par l'organisme et que l'on trouve sous forme de complément alimentaire, provient généralement de la laitance des poissons.

Propriétés : ralentit le processus de vieillissement organique, freine le développement des maladies dégénératives, aide l'organisme à se défendre contre toutes les agressions.

Indications : sénescence, sclérose, dépression nerveuse, grande fatigue, cachexie, anorexie.

Forme galénique : poudre (gélules).

Agar-agar

L'agar-agar est une algue marine aux remarquables propriétés hydrophiles : il se gonfle d'eau pendant la digestion, dans des proportions considérables, ce qui donne du volume au bol alimentaire tout en l'hydratant.

Propriété : laxatif doux.

Indication : constipation chronique.

Forme galénique : poudre (gélules).

Ail

Cette plante tant utilisée en cuisine a de nombreuses applications thérapeutiques, en partie grâce à un antibiotique (l'allicine) et à un glucoside sulfuré.

Propriétés : antiseptique intestinal et pulmonaire, tonique, stimulant, apéritif, hypotenseur, fluidifiant sanguin, dissolvant de l'acide urique, diurétique, stomachique, carminatif, vermifuge, aphrodisiaque.

Indications : maladies infectieuses, grippe, bronchite, asthénie, faiblesse générale, hypertension, parasites intestinaux (ascaris, oxyures, tænia), inappétence, rhumatismes, goutte, arthrite, artériosclérose, lithiase urinaire, varices, hémorroïdes, fatigue sexuelle, prévention du cancer, fièvre, cystite.

Formes galéniques : macéré huileux (capsules), plante pulvérisée (usage culinaire), huile essentielle (gouttes).

Alfafa

Plante proche de la luzerne, particulièrement riche en vitamines et sels minéraux.

Propriétés : stimulant général, régulateur de la pression sanguine, antirhumatismal.

Indications : fatigue générale, asthénie, déminéralisation, décalcification, croissance, carie dentaire, troubles de la vision, hypertension et hypotension (régulation), rhumatismes, arthrites.

Forme galénique : poudre (gélules).

Amande

Le fruit de l'amandier est un aliment énergétique particulièrement apprécié des enfants et des sportifs.

Propriétés : très nutritif, énergétique, reminéralisant, équilibrant nerveux.

Indications : grossesse, pratique des sports, asthénie physique et intellectuelle, déminéralisation, croissance, transpiration.

Forme galénique : pâte.

Ananas

L'ananas contient un enzyme digestif, la broméline, dont l'action est comparable à celle de la pepsine.

Propriétés : diurétique, désintoxicant, stomachique.

Indications : obésité, arthrite, goutte, dyspepsie, artériosclérose, intoxication alimentaire, empoisonnement.

Formes galéniques : poudre (gélules, comprimés, tablettes, dragées), jus (bouteilles).

Angélique

Plante ombellifère dont on utilise les semences à des fins thérapeutiques.

Propriétés : stimulant, tonique, favorise la digestion, chasse les gaz intestinaux, régularise les règles, favorise l'expulsion des mucosités respiratoires.

Indications : fatigue générale, indigestion, ballonnements, aérophagie, règles irrégulières ou insuffisantes, bronchites, rhumes, mal de mer, lactation, manque d'appétit, nausées.

Formes galéniques : poudre (gélules), sirop (flacons).

Anis

Plante ombellifère dont on utilise les graines qui contiennent une essence riche en anéthol.

Propriétés : favorise la digestion, chasse les gaz intestinaux, antispasmodique, favorise la sécrétion lactée.

Indications : troubles digestifs, aérophagie, ballonnements, flatulence, coliques, insuffisance lactée, hoquet, tabagisme.

Formes galéniques : poudre (gélules), huile essentielle (gouttes).

Argousier

Les baies d'argousier sont particulièrement riches en vitamine C.

Propriétés : augmente les défenses naturelles de l'organisme, accroît la résistance aux infections.

Indications : grippe, fatigue physique, surmenage, mauvais état général.

Forme galénique : pulpe légèrement diluée (flacons).

Armoise

Surnommée « herbe de la Saint-Jean », elle pousse au bord des routes et contient un principe actif intéressant : le ciénol.

Propriétés : puissant emménagogue, antispasmodique, vermifuge.

Indications : favorise et régularise les règles, troubles nerveux, parasites intestinaux (ascaris).

Formes galéniques : poudre (gélules), huile essentielle (1) (gouttes).

Artichaut

La feuille d'artichaut (et non la bractée que l'on consomme lors des repas) a de remarquables propriétés utiles aux hépatiques.

---

1. Avec prudence car abortive (interdite en cas de grossesse).

Propriétés : tonique hépatique, apéritif, diurétique, dépuratif, détoxinant.

Indications : insuffisance hépatique, lithiases biliaire et urinaire, rhumatismes, goutte, arthrite, intoxications, diarrhées, infections intestinales, tabagisme, spasmophilie, empoisonnement, obésité, cellulite, intoxication alimentaire, sevrage, cholestérol en excès, manque d'appétit, urémie.

Formes galéniques : jus (ampoules, flacons), pulpe (flacon), poudre (gélules).

Aubépine

Surnommée « épine de mai », présente dans les haies de nos campagnes, elle est riche de deux principes actifs intéressants : la crataegine et l'oxyacanthine.

Propriétés : stimulant cardiaque, favorise le sommeil, antispasmodique, sédatif, calmant.

Indications : insomnie, angoisse, palpitations, tachycardie, arythmie cardiaque, hypertension, tabagisme, spasmophilie, diarrhées, angine.

Formes galéniques : poudre (gélules), macéré huileux (capsules), sirop (flacons).

Aubier de tilleul

Partie de bois tendre située entre le cœur et l'écorce du tilleul. On utilise à des fins thérapeutiques l'aubier du tilleul sauvage du Roussillon *(Tilia sylvestris).*

Propriétés : draineur hépatique et urinaire, diurétique, dépuratif, antirhumatismal.

Indications : calculs biliaires et urinaires, rhumatismes, obésité, cellulite, albuminurie, cholestérol en excès, coliques néphrétiques.

Forme galénique : poudre (gélules).

Bardane

Plante poussant au bord des chemins et dont les fruits, terminés par de petits crochets, s'accrochent aux vêtements et aux cheveux.

Propriétés : dépuratif, diurétique, antirhumatismal, favorise les sécrétions biliaires, hypoglycémiant.

Indications : alopécie, acné, eczéma, furonculose, impétigo, rhumatismes, arthrite, obésité, cellulite, lithiases biliaire et urinaire, diabète, maladies infectieuses, métrite, blennorragie, mauvais état des cheveux.

Formes galéniques : poudre (gélules), sirop (flacons).

Basilic

Plante commune des pays méditerranéens, riche en principes actifs spécifiques.

Propriétés : antiseptique, active la digestion, antispasmodique, tonique, régularise les règles.

Indications : infections intestinales, digestion difficile, flatulence, insomnie, troubles nerveux, vertiges, surmenage, fatigue, règles insuffisantes, migraines, aphtes.

Forme galénique : huile essentielle (gouttes).

Bergamote

Agrume provenant des pays méditerranéens, de la même famille que le citron.

Propriétés : antiseptique, antispasmodique, vermifuge.

Indications : infections intestinales, coliques, flatulence, gaz intestinaux, parasites intestinaux.

Forme galénique : huile essentielle (gouttes).

Bois de renne

On trouve maintenant en France de la poudre de bois de renne, provenant de Laponie, exceptionnellement riche en sels minéraux et dont les propriétés sont voisines de celles de la corne de cerf.

Propriétés : stimulant, aphrodisiaque, reminéralisant.

Indications : impuissance, frigidité, asthénie, déminéralisation, anémie.

Forme galénique : poudre (gélules).

Bouleau

Arbre des pays froids, très riche en bétuline et en salicylate de méthyle.

Propriétés : diurétique puissant, dépuratif, détoxicant, antirhumatismal.

Indications : obésité, cellulite, rhumatismes, arthrite, goutte, calculs biliaires et urinaires, pléthore alimentaire, œdèmes, eczéma, dermatoses, néphrite, coliques néphrétiques.

Formes galéniques : poudre (gélules, comprimés), jus (ampoules, flacons).

Bourdaine

Arbuste contenant un remarquable glucoside anthraquinonique.

Propriétés : laxatif, cholagogue.

Indications : constipation chronique ou accidentelle, paresse hépatique.

Formes galéniques : poudre (gélules), sirop (flacons).

Bourgeons de pin

Les conifères dont ils proviennent sont riches en pinène.

Propriétés : antiseptique des voies respiratoires et urinaires, favorise les sécrétions biliaires, diurétique, stimulant.

Indications : bronchite, sinusite, rhume, grippe, cystite, blennorragie, prostatite, lithiase biliaire, rachitisme, asthénie, fatigue, impuissance, frigidité.

Formes galéniques : huile essentielle (gouttes), sirop (flacons).

Bruyère

Les sommités fleuries sont riches de principes actifs : tanin, aricoline, éricinol et arbutine.

Propriétés : antiseptique urinaire, diurétique, dépuratif, antirhumatismal.

Indications : cystite urinaire, prostatite, lithiase urinaire, collibacillose, rhumatismes, urémie, blennorragie.

Forme galénique : poudre (gélules).

Camomille

Nous nous sommes tous, un jour ou l'autre, rendu compte de l'efficacité remarquable d'une infusion de camomille après un repas.

Propriétés : favorise la digestion, stimule les sécrétions biliaires, régularise les règles, calme la douleur, antispasmodique, sédatif, vermifuge.

Indications : digestion difficile, ulcère, insuffisance hépatique, lithiase biliaire, règles irrégulières, migraines, vertiges, troubles de la ménopause, névralgies, manque d'appétit, insomnie, ascaris, oxyures, mauvais état des cheveux.

Formes galéniques : poudre (gélules), huile essentielle (gouttes).

Cannelle

L'écorce du cannelier contient plusieurs principes actifs très intéressants : engénol, aldéhyde cinnamique, benzoate de benzyle, cinéol, linalol.

Propriétés : emménagogue, sudorifique, stimulant circulatoire, stomachique.

Indications : règles insuffisantes, refroidissements, fièvre, grippe, troubles de la circulation, colites, digestion difficile, diarrhées, impuissance, frigidité, maladies infectieuses, métrite.

Formes galéniques : écorce râpée (usage culinaire), poudre (gélules), huile essentielle (gouttes).

Carotte

C'est l'un des légumes les plus utiles à l'homme car sa grande richesse en vitamines (en particulier la vitamine A) et en sels minéraux (fer et potassium) induit de nombreuses actions thérapeutiques.

Propriétés : antianémique, régulateur intestinal, antiseptique, reminéralisant, tonique, vermifuge, sédatif, adoucissant, galactagogue, cicatrisant, antiputride.

Indications : anémie, asthénie, croissance, déminéralisation, rachitisme, allaitement, accélération du bronzage, prévention du vieillissement de la peau, insuffisances de l'acuité visuelle, régulation intestinale, dysenterie, gastro-entérite, diarrhées du nourrisson, maladies infectieuses, rhumatismes, insuffisance hépatique, lactation, fièvre, parasites intestinaux, pyorrhée, parodontose, caries, maladies infectieuses, manque d'appétit, gastrite, ulcère, urémie, mauvais état des cheveux, aphtes.

Formes galéniques : jus (bouteilles, ampoules), macéré huileux (capsules), poudre (gélules).

Carvi

Les grains de cette plante ombellifère proche de l'anis contiennent deux constituants très actifs : la carvone et le carvène.

Propriétés : stimulant de l'appétit, carminatif, digestif, vermifuge.

Indications : digestions difficiles, aérophagie, flatulence, ballonnements, parasites intestinaux, manque d'appétit, lactation.

Formes galéniques : grains (usage culinaire), poudre (gélules).

Céleri

On utilise la rave ou les branches douées de propriétés diurétiques remarquables.

Propriétés : diurétique, stimulant, reminéralisant, apéritif, stomachique, antihémorragique.

Indications : obésité, cellulite, pléthore, rhumatismes, goutte, déminéralisation, asthénie, surmenage, inappétence, digestion difficile, impuissance, frigidité, fièvre, urémie, lithiase urinaire, coliques néphrétiques, angine.

Formes galéniques : plante pulvérisée (aromate culinaire), jus (ampoules, bouteilles).

Centaurée

Il s'agit de la « petite » centaurée (encore appelée « petite gentiane ») dont les sommités fleuries contiennent un principe actif : l'érytaurine.

Propriétés : fait baisser la fièvre, digestif, stimule les sécrétions biliaires.

Indications : grippe, maladies infantiles, indigestion, flatulence, aérophagie, lithiase biliaire, constipation, insuffisance hépatique, mauvais état des cheveux.

Forme galénique : poudre (gélules).

Cerfeuil

Ombellifère qui contient des vitamines, du fer et une substance œstrogène.

Propriétés : antilaiteux, apéritif, stomachique, stimulant, dépuratif, diurétique, cholagogue.

Indications : pour tarir le lait des nourrices, insuffisance hépatique, rhumatismes, inappétence, lithiase rénale, bronchite, obésité, troubles de la vue, maladies infectieuses.

Formes galéniques : aromate en poudre (usage culinaire), jus (ampoules, flacons).

Charbon végétal

Simple poudre (très finement pulvérisée) de charbon de peuplier. Insoluble et inassimilable, il tapisse la surface interne de l'appareil digestif.

Propriétés : antispasmodique, antiseptique, carminatif, astringent.

Indications : troubles de la digestion, aérophagie, flatulences, ballonnements, diarrhées, dysentèrie, intoxications alimentaires, aigreurs et douleurs de l'estomac (le charbon joue un rôle de « pansement gastrique »), empoisonnement accidentel, gastrite, gastralgie.

Formes galéniques : poudre (sachets), granulés.

Attention : effet constipant supprimé si on l'associe à la magnésie calcinée.

Chiendent

Rhizomes de graminée qui font abondamment uriner.

Propriétés : diurétique, dépuratif, fébrifuge, stimulant du foie.

Indications : obésité, lithiases urinaire et biliaire, cystite, coliques néphrétiques, eczéma, rhumatismes, arthrite, goutte, grippe, albuminurie, tabagisme, cholestérol en excès, ulcère, urémie, blennorragie.

Forme galénique : poudre (gélules).

Chlorure de magnésium

Considéré par certains biologistes comme une véritable panacée capable de régulariser les perturbations métaboliques de l'organisme. On parle, à son sujet, d'un remède préventif du développement des maladies cancéreuses.

Propriété : régulateur métabolique.

Indications : spasmophilie, crampes, dépression nerveuse, prévention du cancer, constipation.

Forme galénique : poudre (à diluer dans l'eau).

Chou

Avec l'ail, l'oignon et la carotte, c'est le légume ayant le plus de propriétés thérapeutiques grâce au « cocktail » de vitamines et de minéraux qu'il renferme en de notables quantités.

Propriétés : reminéralisant, antianémique, adoucissant, cicatrisant, antibiotique, diurétique, hypoglycémiant, vermifuge, vulnéraire.

Indications : anémie, asthénie, déminéralisation, croissance, grippe, bronchite, rhumatismes, goutte, lumbago, parasites intestinaux, diabète, pléthore, colite, ulcère gastrique, gastrite, lithiase urinaire, fatigue générale, surmenage, albuminurie, alcoolisme, spasmophilie, diarrhées, pyorrhée, parodontose, angine, prostatite, hyperthyroïdie, fièvre, parasites intestinaux, impuissance, frigidité, migraines, manque d'appétit, urémie, métrite, néphrite, coliques néphrétiques, mauvais état des cheveux.

Formes galéniques : jus (ampoules, flacons), poudre (gélules, comprimés).

Citron

Agrume très riche en vitamines (C, A et groupe B), en minéraux, en essences bénéfiques (citral et citronnellol), en acides (citrique et malique), en sucres assimilables...

Propriétés : antiseptique, antiscorbutique, reminéralisant, diurétique, antirhumatismal, tonique veineux, favorise les sécrétions gastriques et hépatiques, dépuratif, carminatif, rafraîchissant.

Indications : maladies infectieuses, rhumatismes, goutte, arthrite, lithiases urinaire et biliaire, artériosclérose, varices, obésité, cellulite, pléthore, déminéralisation, croissance, inappétence, oxyures, insuffisance hépatique, asthénie, grippe, fièvre, hypertension, gastrite, ulcère, aérophagie, vomissements, urémie, métrite, coliques néphrétiques, cystite, aphtes, pyorrhée, parodontose, caries, angine.

Formes galéniques : huile essentielle (gouttes), jus.

Citronnelle

Également dénommée « verveine citronnée », elle facilite merveilleusement bien la digestion.

Propriétés : stimulant digestif, antiseptique, tonique cardiaque.

Indications : digestion difficile, flatulence, ballonnements, infections intestinales, affections cardiaques.

Forme galénique : huile essentielle (gouttes).

Coing

Grâce à l'association de tanin et de pectine, la pâte de coings a une action précieuse sur les muqueuses digestives.

Propriétés : astringent, stomachique, hépatique.

Indications : diarrhées, dysenterie, inappétence, insuffisance hépatique, gastrite, aphtes.

Forme galénique : pâte.

Coriandre

Les fruits de cette ombellifère font partie des « quatre semences carminatives » (avec l'anis, le carvi et le fenouil) et ils servent à fabriquer « l'eau de mélisse des carmes » ; ils sont les amis de l'estomac et du tube digestif.

Propriétés : antispasmodique, carminatif, stimulant, digestif.

Indications : digestion difficile, aérophagie, flatulence, ballonnements, spasmes digestifs (hoquet), manque d'appétit.

Formes galéniques : graines (usages culinaires), huiles essentielles (gouttes).

Corne de cerf

En Asie, la corne de cerf est très utilisée en thérapeutique traditionnelle pour sa grande richesse en sels minéraux et ses propriétés aphrodisiaques. On la trouve maintenant en France.

Propriétés : aphrodisiaque, favorise la croissance, stimulant, tonique, reminéralisant.

Indications : impuissance, frigidité, retards de croissance, décalcification, déminéralisation, consolidation des fractures, fatigue, asthénie, anorexie, anémie.

Formes galéniques : poudre (gélules), extrait alcoolique (gouttes).

Cumin

Il doit ses propriétés à une essence contenue dans ses graines : le cuminol (action carminative).

Propriétés : carminatif, digestif, apéritif, antispasmodique.

Indications : digestion difficile, aérophagie, ballonnements, flatulence, hoquet, lactation.

Formes galéniques : poudre (gélules), grains (usages culinaires).

Cynorhodon

Baie de l'églantier, particulièrement riche en vitamine C.

Propriétés : antianémique, renforce les défenses naturelles de l'organisme, accroît la résistance aux infections, dépuratif, diurétique, astringent.

Indications : anémie, fatigue, maladies infectieuses, grippe, lithiase urinaire, diarrhée, troubles de la vue.

Formes galéniques : poudre (gélules), tablettes.

Cyprès

On le trouve habituellement près des cimetières et pourtant, ses propriétés remarquables permettent aux gens qui souffrent d'une mauvaise circulation sanguine, d'y aller le plus tard possible...

Propriétés : resserre les vaisseaux, antispasmodique, équilibrant nerveux, antirhumatismal, renforce la tonicité des veines, stimule la circulation veineuse.

Indications : troubles circulatoires, varices, hémorroïdes, troubles de la ménopause, rhumatismes, énurésie, transpiration, prostatite, prévention du cancer, blennorragie, cellulite.

Forme galénique : huile essentielle (gouttes).

Dattes

Idéales pour se « suralimenter ».
Propriétés : très nutritive, reminéralisante.
Indications : asthénie, fatigue, déminéralisation, croissance, convalescence, grossesse, anémie, pratique du sport.
Forme galénique : pâte.

Dentie

Poudre obtenue en faisant torréfier des aubergines préalablement coupées en morceaux et séchées. Complément de la thérapeutique macrobiotique.
Propriété : astringent.
Indications : diarrhée, dysenterie.
Forme galénique : poudre (flacons).

Dolomie (ou dolomite)

Poudre de roche à forte teneur en calcium et en magnésium.
Propriétés : reminéralisant, favorise la croissance et la calcification.
Indications : déminéralisation, décalcification, troubles de la croissance et de la sénescence, caries dentaires, spasmophilie, crampes. Contre-indiquée aux insuffisants rénaux.
Formes galéniques : poudre (gélules), comprimés.

Eau de mer

L'eau de mer est un véritable sérum de vie qui ressemble étrangement au plasma sanguin. On a dénombré dans l'eau de mer plus de 90 sels minéraux, oligo-éléments, métaux et métalloïdes, soit tous les éléments dont les cellules animales et végétales ont besoin pour vivre, se développer et se reproduire. Bien évidemment, l'eau de mer que l'on trouve dans le commerce diététique est préalablement purifiée par les laboratoires ; c'est un complément alimentaire exceptionnel.

Propriétés : puissant reminéralisant, fortifiant, tonique.

Indications : grande fatigue, asthénie, anémie, états déficients, grossesse, allaitement, convalescence, croissance, troubles de la sénescence, spasmophilie, hypothyroïdie, prévention du cancer.

Formes galéniques : liquide (ampoules), poudre lyophilisée (gélules).

Eleuthérocoque

« Ginseng de Sibérie », fort utilisé par les sportifs pour stimuler leurs forces.

Propriétés : aphrodisiaque, stimulant général, fortifiant, tonique.

Indications : impuissance, frigidité, compétitions sportives, périodes d'efforts intenses, fatigue générale, convalescence, troubles de la sénescence.

Forme galénique : poudre (gélules).

Estragon

Cette plante potagère qui ressemble à l'armoise n'est pas seulement un condiment ; le constituant principal de son essence, l'estragol, possède des propriétés fort utiles.

Propriétés : emménagogue, vermifuge, stimulant de l'appétit, diurétique, stomachique.

Indications : règles insuffisantes, parasites intestinaux, anorexie, digestions difficiles, aérophagie, hoquet, obésité, prévention du cancer.

Formes galéniques : plante pulvérisée (usage culinaire), poudre (gélules), huile essentielle (gouttes).

Eucalyptus

Son essence, l'eucalyptol, constitue une véritable panacée des voies respiratoires.

Propriétés : expectorant pulmonaire, antiseptique respiratoire et urinaire, hypoglycémiant, antirhumatismal, vermifuge.

Indications : bronchite, angine, asthme, toux, cystite urinaire, collibacillose, diabète, rhumatismes, parasites intestinaux, transpiration, fièvre, migraines, maladies infectieuses, métrite, vaginite, blennorragie, néphrite.

Formes galéniques : poudre (gélules), huile essentielle (gouttes).

Farine d'os

Complément alimentaire obtenu par broyage d'os d'animaux de boucherie, riche en calcium, magnésium et phosphore. On utilise des animaux jeunes et sains ; les os sont préalablement purifiés et nettoyés de toute substance organique.

Propriété : reminéralisant.

Indications : déminéralisation, décalcification, troubles de la croissance, caries dentaires, allaitement, consolidation des fractures, spasmophilie.

Formes galéniques : poudre (gélules), comprimés, tablettes.

Fenouil

Ombellifère contenant une huile essentielle très utile.

Propriétés : diurétique, tonique, vermifuge, galactogène, apéritif, carminatif, emménagogue.

Indications : allaitement, inappétence, ballonnements, aérophagie, hoquet, règles insuffisantes, asthénie, parasites intestinaux, obésité, troubles de la vue, impuissance, frigidité, migraines, grippe, gastrite, lithiase urinaire, cystite.

Formes galéniques : plante pulvérisée (aromate culinaire), huile essentielle (gouttes), jus (flacons).

Fenugrec

Rien de tel, pour retrouver l'appétit, que de prendre des gélules de semences de fenugrec !

Propriétés : hypoglycémiant, stimulant de l'appétit.

Indications : diabète, manque d'appétit, maigreur, anorexie.

Forme galénique : poudre (gélules).

Ferments lactiques pour yaourts

Les ferments lactiques sont les meilleurs agents de la défense immunitaire naturelle de l'organisme, indispensables au maintien de la santé. Ces micro-organismes vivants fortifient la résistance du corps aux maladies infectieuses. Ils sont un gage de longévité : les montagnards du Caucase et de Bulgarie, qui se nourrissent quotidiennement de yaourts, vivent très âgés. On trouve, dans les magasins spécialisés, plusieurs souches :

— *Lactobacillus acidophilus* et *Streptococcus thermophilus* : yaourt traditionnel.

— *Lactobacillus jugurti* et *Streptococcus thermophilus* : yaourt pour enfants.

— *Lactobacillus bulgaricus* et *Streptococcus thermophilus* : yaourt « bulgare ».

Propriétés : renforcent les défenses immunitaires de l'organisme, régularisent les fonctions digestives et intestinales.

Indications : prévention de la sénescence, troubles digestifs et intestinaux, prise d'antibiotiques ou autres médicaments perturbateurs de la flore intestinale, diarrhée, gastro-entérite, dysenterie, empoisonnement, intoxication alimentaire, maladies infectieuses.

Formes galéniques : poudre (flacons, sous vide) pour ensemencer le lait.

Filtrat de soja

Le plus souvent improprement appelé « lait de soja », il est obtenu à partir des fèves de soja que l'on fait tremper, que l'on écrase et que l'on porte à ébullition dans dix fois leur volume d'eau. Ensuite, on filtre, et le liquide obtenu a une couleur et une consistance proches du lait animal, d'où son appellation erronée. Il contient des éléments nutritifs du soja : acides aminés essentiels, lécithine...

Propriété : produit de substitution au lait de vache.

Indications : allergies au lait de vache, intolérance au lactose, excès de cholestérol.

Forme galénique : liquide (en « berlingots » ou bouteilles).

Frêne

Parfois dénommé « quinquina d'Europe » ; peu de plantes facilitent autant l'élimination.

Propriétés : laxatif, dépuratif, diurétique.

Indications : constipation, obésité, lithiase urinaire, rhumatismes, goutte, fièvre, urémie.

Forme galénique : poudre (gélules).

Genièvre

Baies riches de plusieurs constituants très actifs : junipérine, bornéol, pinène, camphène, terpinéol.

Propriétés : diurétique, antiseptique, tonique, stomachique, sudorifique, dépuratif.

Indications : cystite et lithiase urinaires, colibacillose, rhumatismes, goutte, arthrite, règles douloureuses, digestion difficile, transpiration, intoxication alimentaire, empoisonnement, prostatite, stérilité, grippe, alopécie, diabète, urémie, lithiase biliaire, blennorragie, néphrite, coliques néphrétiques, mauvais état des cheveux.

Formes galéniques : poudre (gélules), huile essentielle (gouttes).

Gentiane

Plante de montagne produisant d'énormes racines qui contiennent trois glucosides (dont la gentiopicrine) qui lui donnent ses propriétés bien caractéristiques.

Propriétés : stimulant de l'appétit, favorise la digestion, stimulant des sécrétions biliaires, dépuratif.

Indications : manque d'appétit, digestion difficile, flatulences, ballonnements, insuffisance hépatique, rhumatismes, goutte.

Forme galénique : poudre (gélules).

Géranium

Ce n'est pas ici le géranium des jardins d'agrément, mais le *Pelargonium* dont l'essence contient principalement deux produits fort actifs : le géraniol et le citronellol.

Propriétés : hypoglycémiant, antiseptique.

Indications : diabète, gastrite, ulcère gastrique, colite, diarrhées, prévention du cancer, stérilité, lithiase urinaire, coliques néphrétiques, mauvais état des cheveux, aphtes, pyorrhée, parodontose, angine.

Forme galénique : huile essentielle (gouttes).

Gingembre

Épice estimée depuis le Moyen Age, en particulier pour ses propriétés aphrodisiaques.

Propriétés : aphrodisiaque, tonique, stomachique, fébrifuge, digestif.

Indications : impuissance, frigidité, manque d'appétit, digestion difficile, flatulences, fatigue, grippe, fièvre, rhumatismes.

Formes galéniques : racine râpée (usages culinaires), poudre (gélules), huile essentielle (gouttes).

Girofle

« Clous de girofle » contenant, entre autres substances, du salicylate de méthyle et de l'eugénol.

Propriétés : antiseptique, analgésique, anesthésique, tonique, stomachique, carminatif.

Indications : asthénie, flatulences, ballonnements, digestion difficile, diarrhées, grippe, douleurs dentaires, prévention du cancer, maladies infectieuses.

Formes galéniques : poudre (gélules), « clous » (usages culinaires), huile essentielle (gouttes).

Gui

Plante vivant en parasite sur les branches de certains arbres (dont le pommier et le poirier) qui contient un alcaloïde très actif.

Propriétés : hypotenseur, freine la croissance des tumeurs malignes, s'oppose à la formation des métastases.

Indications : hypertension, adjuvant du traitement des cancers à leur stade initial.

Forme galénique : poudre (gélules).

Guimauve

Les mucilages de la guimauve expliquent les remarquables propriétés émollientes de cette plante.

Propriétés : émollient, laxatif, calme la toux.

Indications : constipation, ulcère d'estomac, colite, stomatite, pharyngite, toux, bronchite, angine, gingivite, pyorrhée, parodontose.

Formes galéniques : poudre (gélules), sirop (flacons).

Harpagophytum

C'est la fameuse « griffe du diable » qui pousse à l'état naturel dans le désert du Sud-Ouest africain. Ses propriétés anti-inflammatoires sont dues à une substance très active : l'harpagoside.

Propriété : anti-inflammatoire.

Indications : rhumatismes, lumbago, sciatique, arthrite, arthrose.

Forme galénique : poudre (gélules).

Houblon

Plante ne servant pas uniquement à fabriquer de la bière. Elle contient des hormones œstrogènes et un alcaloïde particulièrement actifs.

Propriétés : favorise le sommeil, sédatif, calmant, régularise les règles, stimule l'appétit, dépuratif.

Indications : insomnie, nervosité, hyperexcitabilité sexuelle, règles irrégulières, manque d'appétit, lymphatisme, dermatoses, lactation, angoisse.

Forme galénique : poudre (gélules).

Huile de bourrache

Qualifiée « d'huile de jeunesse », cette huile est la plus riche en acide gamma linolénique (jusqu'à 23 %, ce qui est énorme) qui est un précurseur de prostaglandines et dont les effets sont salutaires sur les métabolismes de la circulation du sang et du système nerveux.

Propriétés : hypotenseur, hypocholestérolémiant, régulateur cardio-vasculaire, stimulant du système nerveux, régulateur métabolique général.

Indications : hypertension, excès de cholestérol, angine de poitrine, phlébite, artérite, varices, hémorroïdes, artériosclérose, troubles de la ménopause, règles irrégulières, insomnie, angoisse, surmenage, dermatoses, prévention de la sénescence.

Forme galénique : huile (capsules).

Huile de carthame

Les graines de cette variété de chardon contiennent une huile riche en acides gras polyinsaturés, aujourd'hui fort utilisée en diététique.

Propriétés : hypocholestérolémiante, laxative, désintoxicante, cholagogue.

Indications : cholestérol, artériosclérose, constipation, insuffisance hépatique, rhumatismes.

Forme galénique : huile (bouteilles, capsules).

Huile de foie de flétan

On extrait du foie de ce poisson une huile très riche en vitamines liposolubles (A et D), dont l'utilisation est aujourd'hui fort répandue en diététique, comme élément de complément correcteur de carences.

Propriétés : fixateur de calcium, stimulant de la pigmentation de la peau, régulateur capillaire rétinien.

Indications : déminéralisation, décalcification, rachitisme, troubles de la croissance, grossesse, allaitement, troubles de la vue, dermatoses, accélération du bronzage.

Forme galénique : huile (capsules).

Huile de foie de morue

On en donnait autrefois aux enfants pendant leur croissance. On la trouve aujourd'hui en capsules (par conséquent sans goût !) et ses vertus restent les mêmes, en relation avec sa teneur importante en vitamines A et D et en iode.

Propriétés : correcteur de carences calciques par défaut de fixation du calcium.

Indications : déminéralisation, décalcification, troubles de la croissance, états de carences calciques (grossesse, allaitement), rachitisme, troubles de la vue, accélération du bronzage.

Forme galénique : huile (flacons, capsules).

Huile de pépins de courge

Les pépins de la citrouille servent à fabriquer cette huile fort utile contre les vers intestinaux.

Propriétés : vermifuge, recalcifiante, reminéralisante.

Indications : parasites intestinaux, carie dentaire, consolidation des fractures, décalcification, déminéralisation, croissance.

Forme galénique : huile (bouteilles, capsules).

Huile d'onagre

On extrait des graines de l'onagre (plante commune poussant sur les terrains vagues et dont l'épanouissement des corolles est nocturne, d'où son surnom de « primevère du soir ») une huile exceptionnellement riche en acide gamma-linoléique, acide gras essentiel précurseur de prostaglandines dont l'action est bénéfique pour l'ensemble de l'organisme, en particulier système nerveux et peau.

Propriétés : préventif du vieillissement de la peau et de l'ensemble des tissus organiques.

Indications : prévention de la sénescence, dermatoses, troubles nerveux, insomnie, manque de mémoire.

Forme galénique : huile (capsules).

Huîtres (poudre d')

La chair de l'huître est extraordinairement riche en minéraux que le mollusque concentre à partir de l'eau de mer filtrant entre ses valves. Tous les éléments de la classification de Mendeleïev (que l'on trouve dans l'eau de mer) se retrouvent dans la coquille de l'huître.

Propriétés : fortifiant, reminéralisant.

Indications : enfants en période de croissance, grossesse, allaitement, asthénie, personnes âgées, fatigue, spasmophilie, convalescence.

Formes galéniques : poudre lyophilisée (gélules), dragées.

Hydromel

Connu depuis l'Antiquité, c'était aussi bien la boisson des Grecs, des Romains... que des Vikings. C'est le produit de la fermentation prolongée (1,5 mois) du miel dans de l'eau (2) ; on incorpore toujours des aromates, des plantes et des fruits à la macération.

Propriétés : celles des aromates, plantes ou fruits qui ont été incorporés lors de la macération. Le processus de fermentation rend mieux assimilables les principes actifs des ingrédients utilisés ; le plus souvent, on prépare un hydromel fortifiant, apéritif, digestif...

Indications : fatigue générale, manque d'appétit, digestion lente.

Forme galénique : liquide (bouteilles).

Jus de betterave rouge

On dit parfois de ce jus qu'il est de « l'hémoglobine végétale », ce qui lui confère une action très bénéfique pour les anémiés ; on en donne même aux enfants leucémiques.

Propriétés : antianémique, reminéralisant, tonique, cholagogue, antiseptique.

Indications : anémie, anémies malignes, inappétence, insuffisance hépatique, déminéralisation, asthénie, retards de croissance, convalescence.

Forme galénique : jus (ampoules, bouteilles).

Jus de cassis

Particulièrement diurétique tout en contenant d'utiles vitamines (en particulier, beaucoup de vitamine C).

Propriétés : diurétique, éliminateur d'acide urique, antirhumatismal, stimulant hépatique, astringent, vermifuge, préventif des maladies infectieuses.

---

2. Pour la fabrication de l'hydromel, se reporter au livre de J.-L. Darrigol : *Le Miel pour votre santé* (Éditions Dangles).

Indications : rhumatismes, goutte, arthrite, lithiase urinaire, insuffisance hépatique, parasites intestinaux, diarrhées, pléthore, obésité, hypertension, artériosclérose, grippe, prostatite, fièvre.

Forme galénique : jus (bouteilles).

Jus de cerise

C'est une mine de vitamines et de minéraux, tout en étant un puissant dépuratif.

Propriétés : puissant dépuratif, détoxicant, reminéralisant, antirhumatismal, diurétique, laxatif.

Indications : rhumatismes, goutte, arthrite, lithiases urinaire et biliaire, constipation, déminéralisation, obésité, pléthore, fièvre.

Forme galénique : jus (bouteilles).

Jus de cresson

Riche en vitamine C, en fer, phosphore, manganèse, iode, calcium...

Propriétés : reminéralisant, tonique, dépuratif, apéritif, diurétique, hypoglycémiant, antianémique.

Indications : asthénie, inappétence, lymphatisme, anémie, lithiases biliaire et urinaire, rhumatismes, diabète, bronchite, retards de croissance, convalescence, parasites intestinaux, maladies infectieuses, alopécie, cellulite.

Forme galénique : jus (flacons).

Jus d'épinard

Reminéralisant de grande valeur qui redonne des forces aux personnes les plus affaiblies.

Propriétés : puissant reminéralisant, antianémique, stimulant.

Indications : rachitisme, croissance, convalescence, asthénie, anémie, grande fatigue, troubles de la vue, fièvre.

Forme galénique : jus (ampoules, flacons).

Jus de navet

Contrairement à ce que l'on pourrait penser, le navet a des propriétés remarquables.

Propriétés : dissolvant urique, pectoral, revitalisant, émollient, diurétique.

Indications : obésité, bronchite, lithiase urinaire, goutte, rhumatismes, arthrite, cystite, fatigue générale.

Forme galénique : jus (bouteilles).

Jus de pamplemousse

Riche en vitamines et en minéraux, cet agrume contient aussi une huile essentielle constituée de limonène, de pinène et de citral à l'efficacité thérapeutique remarquable.

Propriétés : draineur hépatique, dépuratif, apéritif, digestif.

Indications : insuffisance hépatique, arthrite, rhumatismes, dyspepsie, pléthore, intoxications, fièvre.

Forme galénique : jus (bouteilles).

Jus de pomme

Boire un verre de jus de pomme semble un acte bien anodin, mais c'est pourtant un complément à son alimentation habituelle d'une portée thérapeutique non négligeable.

Propriétés : tonique, digestif, stomachique, laxatif, antirhumatismal, rafraîchissant.

Indications : asthénie, fatigue, rhumatismes, goutte, arthrite, lithiase urinaire, migraines, ulcère, urémie, néphrite.

Forme galénique : jus (bouteilles).

Jus de pomme de terre

Une bénédiction pour les tubes digestifs irrités et enflammés.

Propriétés : émollient, cicatrisant, adoucissant, antiulcéreux, énergétique.

Indications : ulcères d'estomac, colite, gastrite, dyspepsie, hémorroïdes, arthrite, rhumatismes, diabète.

Forme galénique : jus (ampoules, bouteilles).

Jus de raisin

Source importante de vitamines et de minéraux.

Propriétés : laxatif, diurétique, cholagogue, détoxicant, reminéralisant, énergétique, rafraîchissant.

Indications : constipation, arthrite, rhumatismes, goutte, lithiases urinaire et biliaire, obésité, pléthore, troubles digestifs, intoxications, anémie, surmenage, asthénie, urémie, cystite.

Forme galénique : jus (bouteilles).

Jus de tomate

Comme pour le jus de pomme, boire un jus de tomate contribue au maintien d'une bonne santé.

Propriétés : apéritif, diurétique, rafraîchissant, désintoxicant.

Indications : pléthore, asthénie, artériosclérose, inappétence, intoxications, urémie.

Forme galénique : jus (bouteilles).

Kéfir de fruits

Composé de trois ferments lactiques complémentaires : *Lactobacillus caucasicus, Streptococcus lactis* et *Saccharomyces kefir*, il apporte des éléments bénéfiques à l'organisme carencé par une alimentation raffinée, traitée chimiquement et thermiquement, irradiée... Il reconstitue la flore bactérienne protectrice du tube digestif.

Propriété : régulateur métabolique digestif et intestinal.

Indications : troubles digestifs et intestinaux, intoxications alimentaires, empoisonnement.

Forme galénique : poudre (flacons, sous vide) pour ensemencer une macération de fruits.

Kéfir de lait

Boisson traditionnelle des habitants du Caucase depuis la plus haute Antiquité. C'est un breuvage lacté de très haute valeur nutritive issu de l'action conjuguée de six ferments différents : *Lactobacillus caucasicus, Lactobacillus casei, Streptococcus lactis, Streptococcus diacetilactis, Leuconostoc citrovorum* et *Saccharomyces kefir*. Ces ferments lactiques bénéfiques ensemencent le tube digestif en micro-organismes vivants qui stimulent les métabolismes digestifs.

Propriété : régulateur métabolique digestif et intestinal.

Indications : mauvaise digestion, flatulence, ballonnements, constipation chronique, insuffisance hépatique, intoxications alimentaires, empoisonnement.

Forme galénique : poudre (flacons, sous vide) pour ensemencer le lait.

Kuzu

Variété de fécule extraite de la racine d'une plante orientale riche en amidon ; complément de la thérapeutique macrobiotique.

Propriété : régulateur intestinal et digestif.

Indications : régularise les fonctions intestinales, constipation, diarrhée, dysenterie, colite, flatulence, ballonnements.

Forme galénique : poudre (flacons).

Kvas

Boisson traditionnelle fort répandue en U.R.S.S., obtenue par fermentation de farine de seigle (parfois avec de l'orge et du sarrasin) dans de l'eau. Une fermentation lactique se produit. Riche en substances biologiquement actives (acides aminés essentiels, sels minéraux, vitamines, ferments lactiques).

Propriétés : régénération de l'organisme, revitalisation, stimulant des métabolismes, détoxination, dépuratif.

Indications : obésité, rhumatismes, lithiases urinaire et biliaire, dermatoses, troubles de la digestion, intoxications alimentaires, empoisonnement.

Forme galénique : liquide (bouteilles).

Laitance de poisson

C'est l'équivalent du sperme des mammifères ; particulièrement riche en phosphore.

Propriété : stimulant du système nerveux.

Indications : troubles nerveux, insomnie, manque de mémoire, asthénie, retard scolaire, périodes d'examens, surmenage, stress, angoisse.

Forme galénique : poudre (gélules, capsules).

Laurier

On connaît bien les usages culinaires du laurier, mais on en néglige les propriétés thérapeutiques qui sont pourtant intéressantes.

Propriétés : emménagogue, carminatif, stomachique, diurétique, expectorant.

Indications : règles douloureuses, ballonnements, flatulence, paresse digestive, rhumatismes, bronchite, grippe.

Formes galéniques : feuilles (usage culinaire), poudre (gélules).

Lavande

Nombreux principes actifs : acétate de linalyle, géraniol, linalol, cinéol, bornéol, limonène, pinène...

Propriétés : antispasmodique, sédatif, antiseptique, diurétique, vermifuge, antirhumatismal, analgésique, hypotenseur.

Indications : migraines, angoisse, insomnie, vertiges, asthme, infections urinaires et pulmonaires, rhumatismes, hypertension, parasites intestinaux, obésité, dermatoses, spasmophilie, fièvre, métrite, mauvais état des cheveux.

Formes galéniques : poudre (gélules), huile essentielle (gouttes).

Levure Candida utilis

Levure cultivée sur différentes plantes puis plasmolysée (éclatement à froid) en présence de miel.

Propriétés : fortifiant, stimulant, tonique.

Indications : fatigue, asthénie, anorexie.

Forme galénique : liquide (flacons).

Levure lactique

Cultivée sur le lactosérum du lait provenant de la fabrication des fromages ; la source glucidique utilisée est le lactose. En fin de fermentation, la levure lactique (souvent appelée levure-aliment) est plasmolysée pour faire éclater les membranes cellulaires et favoriser son assimilation et son action thérapeutique. Les ferments utilisés sont *Saccharomyces lactis* et *Saccharomyces fragilis*. Sa composition est proche de celle de la levure de bière ; elle possède en particulier une exceptionnelle richesse en vitamines du groupe B.

Propriétés et **indications :** voir « levure de bière ».

Formes galéniques : poudre ou paillettes pour incorporer aux aliments.

Levure maltée

C'est une levure-aliment (ou levure lactique) à laquelle on a incorporé un sirop de malt pour la rendre encore plus digeste.

Propriétés, indications et **formes galéniques :** voir « levure lactique » et « levure de bière ».

Lin

Les graines de lin sont particulièrement riches en mucilages ayant une influence bénéfique sur le transit intestinal, facilitant la progression du bol alimentaire tout en protégeant la muqueuse intestinale.

Propriétés : émollient, adoucissant, laxatif.

Indications : constipation, colite, gastrite, entérite.

Formes galéniques : grains (boîtes) à mélanger aux aliments, huile (flacons) dont la vente à des fins thérapeutiques est interdite en France.

Lotus (poudre de)

On trouve maintenant dans les magasins de produits diététiques de la poudre de racine de lotus qui est un vieux remède de médecine traditionnelle chinoise.

Propriétés : fortifiant, tonique, stimulant de l'appétit et des voies respiratoires, antianémique.

Indications : asthénie, anémie, manque d'appétit, fatigue nerveuse, affections pulmonaires.

Forme galénique : poudre (flacons).

Malt

Le maltage est une germination contrôlée des grains d'orge, suivie d'une torréfaction de ces grains d'orge germés. Pendant la germination, une diastase est apparue, qui facilite la digestion des amidons.

Propriété : digestif.

Indications : digestion difficile des amidons et féculents, flatulence, ballonnements.

Formes galéniques : poudre ou grains (remplace le café).

Manne

La manne est le suc de certaines espèces de frênes, dont le *Fraxinus ornus*. On la récolte en incisant l'écorce de l'arbre qui « pleure » ; le fruit de cette exsudation est appelé « larmes de manne ». C'est un sucre naturel, riche en mannitol.

Propriété : laxatif très doux (le plus doux des laxatifs).

Indications : constipation des nourrissons (sucrage des biberons), constipation des enfants et des personnes âgées, constipation des personnes à l'intestin fragile et sensible.

Formes galéniques : larmes ou poudre (remplace le sucre).

Marjolaine

Très riche en camphre et en bornéol.

Propriétés : antispasmodique, stomachique, calmant, expectorant, sédatif.

Indications : nausées, aérophagie, hoquet, migraines, insomnie, météorisme, affections respiratoires, hypertension, nervosité.

Formes galéniques : plante pulvérisée (usages culinaires), poudre (gélules), huile essentielle (gouttes).

Mauve (poudre de)

Contient des mucilages pectosiques qui expliquent ses propriétés émollientes.

Propriétés : laxatif, émollient, calmant, pectoral.

Indications : constipation, colite, diarrhées, toux, bronchite, rhumes, laryngite, asthme, grippe, prostatite, vaginite, néphrite.

Forme galénique : poudre (gélules).

Mélasse

La mélasse brute, noire, de canne à sucre, est en tous points préférable pour la santé aux différents sucres que l'on trouve dans le commerce traditionnel. Elle contient tous les éléments minéraux et vitaminiques présents dans la canne à sucre lors de sa récolte, en particulier : calcium, potassium, phosphore, magnésium, fer, vitamines B2 et B6.

Propriétés : reminéralisant, fortifiant.

Indications : déminéralisation, décalcification, troubles de la croissance, fatigue, anémie, asthénie, convalescence, pratique du sport.

Forme galénique : liquide (boîtes, flacons).

Mélisse

Elle est la reine des antispasmodiques, très riche en substances actives : citral, citronnellol, camphre, linalol, géraniol, tanins.

Propriétés : antispasmodique, digestif, stimulant, régularise les règles.

Indications : migraines, vertiges, palpitations, mal de mer et des transports, vomissements, nervosité, troubles de la digestion, règles irrégulières, gastralgie, nausées.

Formes galéniques : poudre (gélules), huile essentielle (gouttes).

Menthe

L'étonnante activité thérapeutique de la menthe lui est conférée par son constituant principal : le menthol.

Propriétés : stimulant, antiseptique, carminatif, antispasmodique, stomachique, aphrodisiaque, antalgique.

Indications : digestion difficile, flatulence, vomissements, aérophagie, colite, vertiges, palpitations, fatigue générale, parasites intestinaux, impuissance, frigidité, migraines, névralgies, mal de mer, sevrage, douleurs, rhumatismes, sciatique.

Formes galéniques : feuilles (usages culinaires), poudre (gélules), huile essentielle (gouttes).

Mille-feuille (poudre de)

Cette fameuse « herbe aux coupures » a une remarquable activité sur les troubles de la circulation sanguine.

Propriétés : tonique veineux, régulateur des règles.

Indications : varices, hémorroïdes, jambes lourdes, troubles de la ménopause, dysménorrhées, hyperthyroïdie, métrite.

Forme galénique : poudre (gélules).

Millepertuis

A surtout des usages externes (la fameuse « huile rouge »), mais il ne faut pas négliger ses indications internes.

Propriétés : vasodilatateur, antiseptique pulmonaire, cholagogue.

Indications : migraines, névralgies, artériosclérose, insuffisance hépatique, bronchite, impuissance, frigidité.

Formes galéniques : poudre (gélules), macéré huileux (capsules).

Miso (pâte de)

Pâte de consistance assez ferme, obtenue par la fermentation de soja et de riz en présence d'*Aspergillus oryzae*. La fermentation se fait dans de l'eau salée. Le miso est un aliment complet et équilibré, riche en protéines assimilables bien supérieures à celles du soja non fermenté.

Propriété : apport de protéines d'origine végétale très bien assimilées par l'organisme.

Indication : complément protéique des régimes alimentaires végétariens.

Forme galénique : pâte (bocaux).

Moule

On extrait d'une variété de moules de Nouvelle-Zélande (la moule aux « orles verts » : *Perna canaliculus*) un complément alimentaire aux propriétés anti-inflammatoires remarquables.

Propriété : antirhumatismal.

Indications : rhumatismes, arthrite, arthrose, goutte, sciatique. Déconseillé aux personnes allergiques aux coquillages.

Forme galénique : poudre d'extrait lyophilisé (capsules).

Muscade

La noix muscade est l'amande située au cœur des fruits du muscadier, protégée par une enveloppe appelée macis, elle-même dotée de propriétés thérapeutiques.

Propriétés : carminatif, digestif, stimulant, antiseptique.

Indications : flatulences, aérophagie, ballonnements, digestion difficile, infections intestinales, diarrhées, asthénie.

Formes galéniques : noix râpée (usages culinaires), poudre (gélules), huile essentielle (gouttes).

Myrtille

Les baies de myrtille sont riches en tanins, en acides (citrique, malique, benzoïque...), en pectine... ce qui explique leurs excellentes qualités astringentes.

Propriétés : astringent, antiseptique, bactéricide, dissolvant de l'acide urique, améliorant de la vision nocturne, protecteur des vaisseaux sanguins.

Indications : diarrhées, dysenterie, gastro-entérite, putréfactions intestinales, colibacillose, rétinopathies, amélioration de la vision en lumière crépusculaire, troubles circulatoires, rhumatismes, amibiase, diabète, aphtes, pyorrhée, parodontose.

Formes galéniques : jus (bouteilles), nectar (flacons), pulpe (bocaux).

Niaouli

L'essence de cet arbre de Nouvelle-Calédonie, riche en eucalyptol, terpinnol, pinène et limonène, est le remède souverain contre le rhume de cerveau.

Propriétés : fluidifiant des mucosités, expectorant, antiseptique.

Indications : rhume de cerveau, bronchite, coqueluche, cystite, infections intestinales, néphrite.

Forme galénique : huile essentielle (gouttes).

Nuoc-mâm

Produit de la fermentation de poissons en présence de sel, dans des récipients de terre hermétiquement clos. D'une grande richesse en protéines assimilables et en minéraux (phosphore, iode, fluor...).

Propriété : fortifiant.

Indications : fatigue, asthénie, complément des régimes surprotéinés.

Forme galénique : liquide (bouteilles).

Oignon

L'oignon est un facteur de santé et de longévité ; sa réputation n'est plus à faire et est loin d'être usurpée car c'est un véritable « super-aliment ».

Propriétés : puissant diurétique, hypoglycémiant, stimulant nerveux, équilibrant glandulaire, anti-infectieux, digestif, vermifuge, aphrodisiaque.

Indications : asthénie, surmenage, œdèmes, obésité, cellulite, fermentations intestinales, bronchite, grippe, déséquilibres glandulaires, artériosclérose, rhumatismes, arthrite, goutte, prostatisme, diabète, impuissance, frigidité, alcoolisme, prévention du cancer, fièvre, parasites intestinaux, maladies infectieuses, manque d'appétit, urémie, néphrite, cystite.

Formes galéniques : plante pulvérisée (aromate culinaire), huile essentielle (gouttes), jus (flacons).

Olivier (poudre d')

Les feuilles d'olivier, grâce à leurs composants, ont deux propriétés bien spécifiques :

Propriétés : hypotenseur, hypoglycémiant.

Indications : hypertension, diabète.

Forme galénique : poudre (gélules).

Orange

On connaît surtout l'orange pour sa richesse en vitamine C, mais elle contient bien d'autres principes actifs vitaminiques et minéraux qui en font un fruit fort utile au plan thérapeutique.

Propriétés : antiscorbutique, reminéralisant, tonique musculaire, anti-infectieux, détoxicant, rafraîchissant, digestif, diurétique.

Indications : croissance, décalcification, déminéralisation, anémie, anorexie, asthénie, fatigue, nervosité, dyspepsie, flatulence, tendances hémorragiques, fragilité capillaire, maladies infectieuses, grippe, spasmophilie, intoxications.

Formes galéniques : jus (bouteilles), huile essentielle (gouttes).

Ortie

Il n'existe pas de meilleure plante dépurative que l'ortie piquante ; on devrait en faire une cure chaque année au printemps.

Propriétés : dépuratif, diurétique, draineur hépatique, hypoglycémiant, antianémique.

Indications : dermatoses, rhumatismes, lithiase biliaire, insuffisance hépatique, diabète, anémie, fatigue, troubles de la ménopause, lactation, impuissance, alopécie, ulcère.

Formes galéniques : poudre (gélules), jus (ampoules, flacons).

Papaye

Fruit exotique remarquablement riche en un enzyme utile pour faciliter la digestion : la papaïne.

Propriétés : tonique des voies digestives, favorise l'élimination.

Indications : indigestion, dyspepsie, obésité, consommation excessive de viande, pléthore alimentaire.

Forme galénique : poudre (gélules, tablettes).

Pensée sauvage

C'est la plante recommandée pour avoir une jolie peau, en association avec les autres plantes dépuratives.

Propriétés : dépuratif, décongestionnant, antirhumatismal.

Indications : dermatoses, eczéma, acné, impétigo, urticaire, rhumatismes, troubles de la circulation, hyperthyroïdie, mauvais état des cheveux, aphtes.

Forme galénique : poudre (gélules).

Perle fine

Plusieurs millénaires avant notre ère, les perles jouaient déjà un rôle important dans la médecine chinoise. On trouve aujourd'hui en Europe, la poudre de perles fines, complexe minéral et vitaminique d'une très grande richesse.

Propriétés : puissant reminéralisant, stimulant, compensateur de carences minérales et vitaminiques.

Indications : grande fatigue physique ou nerveuse, états de carence, grossesse, allaitement, croissance, convalescence, prévention de la sénescence, anémie.

Forme galénique : poudre (doses).

Persil

Ce précieux « aliment-médicament » est une source considérable de vitamines et de minéraux ; on devrait en consommer chaque jour afin de rester en parfaite santé.

Propriétés : diurétique, détoxicant, stimulant général et nerveux, antianémique, apéritif, stomachique, dépuratif, vasodilatateur, vermifuge.

Indications : anémie, asthénie, croissance, inappétence, dyspepsie, flatulence, obésité, cellulite, pléthore, rhumatismes, troubles de la menstruation, parasites intestinaux, pour tarir le lait des nourrices, alcoolisme, maladies infectieuses, métrite, mauvais état des cheveux.

Formes galéniques : plante pulvérisée (aromate culinaire), poudre (gélules), jus (flacons).

Pissenlit

Il n'existe rien de meilleur pour éliminer les toxines que de manger une salade de pissenlit... ou d'en boire le jus.

Propriétés : cholagogue, dépuratif, apéritif, digestif, décongestif, diurétique.

Indications : insuffisance hépatique, lithiase biliaire, obésité, cellulite, pléthore, colites, anémie, rhumatismes, dermatoses, cholestérol en excès, troubles de la vue, mauvais état des cheveux, grippe, manque d'appétit, urémie, lithiase urinaire, pyorrhée, parodontose.

Formes galéniques : poudre (gélules), jus (ampoules, flacons).

Plasma de Quinton

Ce plasma est de l'eau de mer ramenée à la concentration isotonique de l'organisme. Ses propriétés thérapeutiques sont fabuleuses car il contient tous les éléments présents dans l'eau de mer (sels minéraux, oligo-éléments...).

Propriétés : fortifiant, reminéralisant.

Indications : grande fatigue, asthénie, anémie, déminéralisation, décalcification, croissance, convalescence, femmes enceintes et allaitantes, constipation, prévention de la sénescence, spasmophilie, hyperthyroïdie, prévention du cancer, maladies infectieuses, cachexie, anorexie.

Forme galénique : liquide (ampoules).

Plantain

Plante riche en principes actifs : pectine, auculine, tanin, soufre, mucilages...

Propriétés : expectorant, dépuratif, antianémique.

Indications : bronchite, coqueluche, angine, laryngite, rhumatismes, anémie, fatigue, mauvais état des cheveux.

Formes galéniques : poudre (gélules), jus ou sirop (flacons).

Prêle

C'est l'une des plantes les plus précieuses du fait de son exceptionnelle richesse en silice (les cendres en contiennent jusqu'à 70 % !).

Propriétés : reminéralisant, diurétique, antianémique.

Indications : déminéralisation, consolidation des fractures, troubles de la croissance, obésité, anémie, grossesse, allaitement, albuminurie, énurésie, transpiration, spasmophilie, prostatite, prévention du cancer, lithiase urinaire, néphrite, mauvais état des cheveux, caries dentaires.

Forme galénique : poudre (gélules).

Protéines concentrées

On trouve, dans le commerce de produits diététiques, des protéines concentrées destinées à corriger des carences ou à augmenter la masse musculaire des sportifs. Ces protéines sont soit d'origine animale (protéines de lait), soit d'origine végétale (protéines de soja). Leur concentration est importante (jusqu'à plus de 90 %).

Propriétés : correcteur de carences protéiques, matériau de constitution de la masse musculaire.

Indications : régimes végétariens stricts, régimes amincissants ou hyperprotéinés des sportifs et des culturistes.

Forme galénique : poudre (boîtes ou gélules).

Pruneaux

Ce fruit est une bénédiction pour les intestins paresseux ; c'est le remède le plus simple qui soit contre la constipation.

Propriétés : laxatif, désintoxicant, diurétique, énergétique.

Indications : constipation, intoxications, artériosclérose, rhumatismes, anémie, asthénie, surmenage.

Formes galéniques : jus (bouteilles), pulpe (bocaux).

Radis noir

Le principe actif du radis noir, le raphanol, est une bénédiction pour le foie et la vésicule biliaire.

Propriétés : stimulant hépatique et vésiculaire, diurétique, antiscorbutique, tonique respiratoire, apéritif, digestif, sédatif.

Indications : drainage de la vésicule, insuffisance hépatique, bronchite, rhumatismes, rachitisme, inappétence, mauvais état des cheveux.

Formes galéniques : poudre (gélules), jus (ampoules, flacons).

Raifort

La racine de cette plante crucifère contient un glucoside sulfuré et plusieurs minéraux utiles.

Propriétés : stimulant digestif, expectorant, diurétique, antiscorbutique, cholagogue, antianémique.

Indications : anémie, bronchite, inappétence, insuffisance hépatique, rhumatisme, carences minérales, parodontose, pyorrhée.

Formes galéniques : poudre (gélules), jus (flacons).

Reine-des-prés

Sa richesse en acide salicylique en fait une véritable « aspirine végétale ».

Propriétés : antalgique, diurétique, antirhumatismal, cholagogue, fébrifuge, sédatif.

Indications : migraines, névralgies, douleurs, obésité, cellulite, rhumatismes, arthrite, arthrose, goutte, urée, insuffisance hépatique, états fébriles, grippe, insomnie, urémie, néphrite.

Forme galénique : poudre (gélules).

Romarin

Les nombreuses propriétés thérapeutiques de cette plante méditerranéenne s'expliquent par sa richesse en principes actifs : pinène, camphène, cinéol, bornéol, camphre, saponine...

Propriétés : cholagogue, cholérétique, antiseptique, stimulant, antispasmodique, stomachique, diurétique, aphrodisiaque.

Indications : insuffisance hépatique, lithiase biliaire, asthénie, faiblesse générale, fatigue, impuissance, frigidité, bronchite, asthme, migraines, vertiges, rhumatismes, gastralgie, nausées, digestions difficiles, cholestérol en excès, troubles de la vue, hypotension, grippe, urémie, métrite, mauvais état des cheveux, angine.

Formes galéniques : poudre (gélules), huile essentielle (gouttes).

Sarrasin

Céréale particulièrement riche en rutine qui a la propriété d'assouplir les vaisseaux et de les protéger contre un vieillissement prématuré, source d'accidents circulatoires.

Propriétés : protecteur vasculaire, énergétique, nutritif.

Indications : fragilité vasculaire, prévention des troubles de la circulation sanguine, fatigue, convalescence, manque d'appétit.

Forme galénique : poudre (gélules).

Sarriette

La notoriété de cette plante repose traditionnellement sur ses vertus aphrodisiaques, mais elle possède bien d'autres propriétés.

Propriétés : tonique, aphrodisiaque, stimulant, antiseptique, stomachique, carminatif, digestif.

Indications : impuissance, frigidité, digestion difficile, asthénie, fatigue générale, fermentations intestinales, tabagisme, métrite, blennorragie.

Formes galéniques : poudre (gélules), huile essentielle (gouttes).

Sauge

C'est l'herbe sacrée des Romains, celle « qui éloigne toutes les maladies » si on la cultive dans son jardin pour en consommer quotidiennement.

Propriétés : emménagogue, résolutif, antisudoral, tonique, stimulant, digestif, antispasmodique.

Indications : troubles circulatoires, troubles de la ménopause, régulateur des règles, stérilité, sueurs nocturnes, sueurs profuses des mains et des aisselles, digestions difficiles, insuffisance hépatique, asthénie, asthme, fatigue générale, mauvais état des cheveux, tabagisme, transpiration, spasmophilie, sevrage, prévention du cancer, hypotension, alopécie, diabète, urémie, métrite, aphtes, pyorrhée, parodontose, angine.

Formes galéniques : plante pulvérisée (usages culinaires), poudre (gélules), huile essentielle (gouttes), toxique à fortes doses (épileptisante).

Seitan

Produit obtenu en malaxant de la farine de blé dans de l'eau ; l'amidon est éliminé et il ne reste que le gluten (seitan) qui est un complément de la thérapeutique macrobiotique.

Propriétés : fortifiant, antianémique.

Indications : fatigue, dépression nerveuse, anémie.

Forme galénique : pâte (bocaux).

Sirop d'érable

C'est le résultat de l'exsudation de l'érable (pays septentrionaux et Canada). Il en résulte un liquide visqueux au fort pouvoir sucrant : un sucre naturel, plein de vitamines et de sels minéraux.

Propriétés : riche en sucres digestifs facilement assimilables par l'organisme, reminéralisant.

Indications : sucre de substitution au saccharose pour enfants en période de croissance.

Forme galénique : liquide (bouteilles).

Soyu

Condiment fabriqué en faisant fermenter plusieurs mois dans de l'eau salée du blé grillé concassé et du soja cuit à la vapeur. On obtient un aliment de haute valeur nutritive, riche en protéines, minéraux et vitamines. C'est un complément alimentaire de base du régime macrobiotique.

Propriétés : apporte des protéines d'origine végétale parfaitement assimilables par l'organisme.

Indications : complément protéique des régimes alimentaires végétariens.

Forme galénique : liquide (bouteilles).

Spiruline

Algue verte, microscopique, qui n'est pas d'origine marine mais lacustre ; elle pousse à la surface de certains lacs, en Amérique centrale (Mexique, Antilles) et en Afrique (Tchad). Elle est riche d'environ 70 % de protéines, se trouvant être ainsi la substance naturelle qui en contient le plus. Bien entendu, tous les acides aminés y sont présents.

Propriétés : correcteur de carences protéiques, aliment protéique de complément.

Indications : sportifs (pour augmenter la masse musculaire), obésité (aliment de complément), régimes végétariens.

Forme galénique : poudre (gélules).

Sureau

Cette plante qui contient un alcaloïde (sambucine) et un glucoside (sambunigrine) est la plus riche de toutes en nitrate de potasse.

Propriétés : laxatif, purgatif, sudorifique, diurétique, dépuratif, antirhumatismal.

Indications : constipation chronique ou accidentelle, états fébriles, maladies infantiles, grippe, obésité, cellulite, cystite, lithiases urinaire et biliaire, rhumatismes, bronchite, lactation, néphrite.

Formes galéniques : poudre (gélules), jus (flacons), sirop (flacons).

Tekkah

Poudre fabriquée en mélangeant la racine de bardane, celle de pissenlit et celle de lotus. Très utilisée comme complément alimentaire dans la thérapeutique macrobiotique.

Propriétés : tonique, antianémique, stimulant des voies respiratoires.

Indications : fatigue, anémie, bronchite.

Forme galénique : poudre (flacons).

Tempeh

Préparation fermentée à base de soja ensemencé par *Rhizopus oligosporum*. C'est l'aliment de base des Indonésiens ; il commence à se répandre en France sous l'influence des adeptes de la macrobiotique. Aliment d'une grande valeur nutritive, riche en protéines assimilables.

Propriété : facilite la digestion et l'assimilation des aliments.

Indication : complément alimentaire protéique des régimes alimentaires végétariens.

Forme galénique : pâte (bocaux).

Thym

Grâce au thymol qu'elle contient, cette plante est un véritable « antibiotique naturel ».

Propriétés : antiseptique, pectoral, balsamique, tonique, stimulant, antispasmodique, vermifuge.

Indications : affections pulmonaires, bronchite, toux, angine, asthme, infections intestinales et urinaires, fermentations intestinales, grippe, parasites intestinaux, insomnie, digestions difficiles, vomissements, prévention des maladies infectieuses, transpiration, intoxications, cholestérol en excès, mauvais état des cheveux, caries dentaires, hypotension, impuissance, frigidité, migraines, inappétence, alopécie, ulcère, métrite, pyorrhée, parodontose.

Formes galéniques : feuilles (usages culinaires), poudre (gélules), huile essentielle (gouttes).

Tilleul

C'est la plante idéale pour passer une bonne nuit et calmer les enfants trop nerveux.

Propriétés : sédatif, calmant, antispasmodique.

Indications : insomnie, angoisse, anxiété, surmenage, troubles nerveux, vertiges, asthme, toux, états fébriles, spasmophilie.

Forme galénique : poudre (gélules).

Tussilage

Fait traditionnellement partie des « cinq fleurs pectorales ».

Propriétés : expectorant, sudorifique.

Indications : bronchite, toux, asthme, trachéite, laryngite, grippe.

Formes galéniques : poudre (gélules), jus ou sirop (flacons).

Umeboshi

Produit de la fermentation de certaines variétés de prunes à gros noyaux dans du sel. Complément de la thérapeutique macrobiotique.

Propriétés : stimulant du foie, astringent, renforce l'organisme.

Indications : insuffisance hépatique, diarrhée, grippe, faiblesse générale, fatigue.

Forme galénique : prunes entières (bocaux).

Verveine

Plante merveilleusement odorante et riche de principes actifs : verbénaline, verbénine, citral, cinéol, terpinéol, géraniol, bornéol.

Propriétés : antispasmodique, sédatif, digestif, galactogène.

Indications : migraines, névralgies, insomnie, digestion difficile, insuffisance lactée des nourrices, cellulite.

Forme galénique : poudre (gélules).

Vigne rouge

L'une des plantes les plus actives pour régulariser les troubles de la fonction circulatoire.

Propriété : tonique veineux.

Indications : troubles de la circulation, varices, phlébites, hémorroïdes, troubles de la ménopause.

Forme galénique : poudre (gélules).

Violette

Étonnantes propriétés d'adoucissement des voies respiratoires et digestives.

Propriétés : expectorant, émollient, sudorifique.

Indications : bronchite, toux, ulcère d'estomac, colite, états fébriles.

Formes galéniques : poudre (gélules), sirop (flacons).

notes personnelles

notes personnelles

QUATRIÈME PARTIE

Index thérapeutique des compléments alimentaires

Introduction à l'index thérapeutique

Il existe des voies alternatives au traitement de la plupart des maladies les plus courantes, en particulier des maladies chroniques qui empoisonnent notre vie quotidienne et que nous traitons souvent avec désinvolture, par négligence coupable. Ces voies alternatives ont pour noms « médecines douces », « parallèles », « naturelles »... Ce n'est pas leur nom qui compte, mais leur façon d'appréhender les malades et leur maladie, en respectant la « globalité » organique, sans brutalité, sans agression thérapeutique.

Il est habituel de stigmatiser les abus de la médecine « traditionnelle » en mettant l'accent sur les doses massives de médicaments — souvent disproportionnées par rapport à l'affection soignée — qui font parfois plus de mal que de bien, guérissant d'un côté l'affection pour laquelle elles ont été prescrites, mais perturbant par ailleurs l'organisme par une agressivité coupable.

De plus, c'est véritablement « l'escalade » dans l'emploi de certains médicaments ; à propos des antibiotiques, par exemple, il y a de quoi être inquiet. Nous écrivions dans notre livre *le Miel pour votre santé : « Pendant la Seconde Guerre mondiale, pour guérir une septicémie ou une gangrène, maladies on ne peut plus graves, irrémédiables et mortelles faute d'une action thérapeutique immédiate et conséquente, on employait les antibiotiques à des doses qui nous apparaissent bien faibles aujourd'hui : à peine quelques dizaines de milliers d'unités. De nos jours, pour une simple angine ce sont plusieurs millions d'unités qui sont prescrits. Quand on sait les difficultés, pour les organes d'élimination, à subir le contrecoup d'une forte antibiothérapie, on ne comprend pas que cette " arme absolue " contre les microbes ne soit pas réservée, comme autrefois, aux seules maladies graves. »*

Comprenons-nous bien : il ne s'agit certainement pas, ici, de condamner les antibiotiques ; l'un de nous a été sauvé, à l'âge de 12 ans, par une antibiothérapie massive, lors d'une complication de l'appendicite (péritonite, gangrène). Ce que nous voulons dire c'est qu'il est absolument fondamental de **réserver les antibiotiques aux seules maladies graves** pour lesquelles leur administration est parfois une question de vie ou de mort. Mais pourquoi en prescrire en n'importe quelle occasion ? Où va s'arrêter cette escalade ?

Une autre question vient immédiatement à l'esprit : si l'usage des antibiotiques (et de bien d'autres types de médicaments : laxatifs, diurétiques, tranquillisants...) doit être limité, par quoi pouvons-nous les remplacer ? Nous revenons là justement à notre propos initial : comme il existe des médecines alternatives, il existe des « médicaments alternatifs » qui sont les compléments alimentaires auxquels nous avons consacré le précédent chapitre. Vous les trouverez maintenant regroupés selon les différentes affections pour lesquelles ils sont indiqués, dans un index réalisé sous forme d'un véritable **outil de santé.**

Mais attention : notre index thérapeutique doit être manié avec une certaine prudence. Il ne s'agit pas, en effet, de faire de l'automédication aveugle, approximative. Dans bien des cas, pour de nombreuses maladies, il convient d'être très prudent : avant toute chose, un **diagnostic médical** doit être posé avec précision, ce qui induit la consultation préalable d'un médecin. Le non-respect de cette démarche préalable peut retarder une intervention chirurgicale indispensable, ou aggraver un état de santé beaucoup plus préoccupant que les symptômes apparents ne le laissent supposer. Ce n'est donc véritablement qu'après l'établissement d'un diagnostic médical préalable et précis que vous pourrez exercer votre choix, votre libre arbitre : ou vous en tenir strictement aux prescriptions de l'ordonnance du médecin, ou choisir la voie des compléments alimentaires, ou associer les deux.

Y a-t-il un risque en se soignant soi-même (bien entendu, une fois le diagnostic posé) avec des compléments alimentaires ? De toute évidence, les dangers de l'automédication sont réduits lorsque l'on utilise des produits naturels, alors qu'ils peuvent s'avérer parfois importants pour les médicaments chimiques que l'on choisit soi-même (l'action de nombreux médicaments se contrariant, leur administration simultanée peut présenter des dangers).

Avec les compléments alimentaires, les risques sont considérablement réduits : ce n'est pas en consommant de la gelée royale, du jus de carotte ou des gélules d'artichaut... que l'on met sa santé en danger, bien au contraire. Il convient seulement d'être prudent dans l'administration des huiles essentielles en respectant strictement la posologie conseillée sur les emballages, sans jamais dépasser les doses indiquées. De toute façon, nous n'avons jamais posé d'indication dans notre index d'essences réputées « dangereuses » tels l'hysope, l'armoise, le thuya...

Cet index ne comporte que des indications de compléments alimentaires. Il ne faut pas négliger pour autant l'alimentation, tant il est vrai que les aliments sont également porteurs d'une certaine action thérapeutique de par leur composition (acides aminés essentiels, acides gras essentiels, vitamines, sels minéraux, oligo-éléments...). Il convient de se reporter à la première partie de cet ouvrage : **la réforme alimentaire est le premier vecteur de la guérison, en toutes circonstances.** Nous ne devons jamais oublier les bases véritables du rétablissement de la santé : changer nos habitudes sur le plan alimentaire, suivre une diététique rigoureuse (et non contraignante), parfaitement adaptée à nos besoins organiques. Ce vaste sujet ne peut être traité en quelques lignes dans un index thérapeutique ; il convient de se référer à d'autres ouvrages plus spécifiques de cette question.

Nous nous en tenons donc, ici, aux indications habituellement conseillées par les praticiens des médecines douces des principaux compléments alimentaires.

Alors que dans le chapitre précédent nous avons donné, pour chaque complément alimentaire, l'ensemble des formes galéniques sous lesquelles on le trouve, nous n'en indiquons ici qu'une seule nous semblant la plus indiquée dans le cas de l'affection considérée. Également par souci de simplification, nous avons regroupé sous la seule mention de *gélules* (G) différentes formes galéniques : gélules, comprimés, tablettes, dragées, capsules... De la même façon, nous avons regroupé sous la seule mention de *jus* (J), les jus, sirops, pulpes, nectars...

Pour chaque affection, nous donnons d'abord les compléments alimentaires **majeurs** (M), sans indication précise de « forme » ; ainsi, par exemple, quand nous indiquons « gelée royale », cela comprend indifféremment de la gelée royale pure et fraîche, lyophilisée, ou mélangée à du miel... en capsules, ampoules ou pots ; cela n'a pas d'importance : ce qui importe est de consommer de la gelée royale sous toutes ses formes (elles sont toutes actives). Il en est ainsi de tous les compléments alimentaires majeurs placés en tête de chaque affection.

Nous donnons ensuite successivement les indications de gélules, de jus et d'huiles essentielles ; nous avons effectivement privilégié une forme plutôt qu'une autre, suivant des critères de facilité d'absorption.

Enfin, nous avons indiqué chaque produit non par ordre alphabétique comme on le trouve le plus souvent et que nous considérons comme absurde du simple fait qu'on ne sait plus quel produit choisir dans la liste ; le choix est alors arbitraire. Au contraire, nous avons classé chaque complément alimentaire par **ordre décroissant d'efficacité**, commençant par celui ou ceux qui doivent être choisis en priorité.

En cas de besoin, vous pouvez parfaitement demander conseil aux détaillants de produits diététiques et naturels chez qui vous vous fournissez ; leur formation professionnelle, dans le cadre de l'institut contrôlé par leur syndicat (U.N.A.D.I.E.T.) leur permet d'être en toutes circonstances de « bon conseil ».

Considérez cet index comme un **outil de santé**, pour une consultation permanente ; nous espérons ainsi que tous ces compléments alimentaires vont envahir peu à peu votre pharmacie familiale, occupant une place toujours plus prépondérante.

Index thérapeutique

Formes galéniques indiquées (abréviations) :

M : compléments alimentaires majeurs ; toutes les formes galéniques conviennent.
G : gélules, comprimés, tablettes, dragées, capsules...
H : huiles.
J : jus, sirops, pulpes, nectars...
HE : huiles essentielles de...
Produits classés par ordre décroissant d'efficacité et d'indication pour l'affection en cause.

Acidité stomacale

Désagréables renvois de liquide acide pendant la digestion, brûlures d'estomac, aigreurs.
Voir *Aigreurs d'estomac.*

Acné

Éruption cutanée causée par l'inflammation des glandes sébacées, touchant principalement les adolescents lors de la puberté.
M : levure de bière, propolis, pollen, germe de blé, argile, algues.

H : bourrache, onagre, carotte.
G : bardane, chiendent, pensée sauvage, fumeterre, pissenlit.
J : ortie, bouleau, artichaut, cresson.
HE : lavande, géranium, thym, romarin.

Adénome prostatique

Voir *Prostatite.*

Aérocolie

Accumulation excessive d'air dans l'intestin formant une poche aux angles du côlon.
Voir *Aérophagie.*

Aérophagie

Action d'avaler de grandes quantités d'air qui, s'accumulant dans le tube digestif, provoquent des ballonnements.
M : charbon végétal, argile.
G : angélique, carvi, coriandre, cumin, centaurée.
J : fenouil.
HE : anis, estragon, muscade, menthe, citron, marjolaine.

Aigreurs d'estomac

Sensation désagréable, acide et brûlante, souvent accompagnée de renvois.
M : charbon végétal
G : fenouil.
J : pomme de terre, carotte.
HE : menthe, camomille, citron.

Albuminurie

Présence anormale d'albumine dans les urines.
M : argile, pollen, propolis.
G : aubier de tilleul, chiendent, prêle.
J : chou.
HE : genièvre.

Alcoolisme

Intoxication progressive de l'organisme par abus d'alcool.
M : argile, algues.
J : persil, chou.
HE : oignon.

Allaitement

Compléments alimentaires conseillés pendant l'allaitement pour éviter la déminéralisation.

M : algues, pollen, plasma de Quinton, eau de mer, germe de blé, organolysat de poissons, mélasse, miel de sarrasin.

H : foie de flétan, foie de morue, pépins de courge.

G : poudre d'huîtres, farine d'os, dolomie, prêle, alfafa, corne de cerf, perle fine.

J : orange, radis noir, persil, raifort, épinard, chou, carotte.

HE : citron.

Favorable à l'allaitement : voir *Lactation*.

Pour stopper l'allaitement : voir *Sevrage.*

Allergie au lait de vache

Par suite d'une intolérance au lactose.
M : filtrat de soja, lait d'amandes.

Alopécie

Chute des cheveux, généralement accidentelle ou momentanée, pouvant devenir continuelle et conduire à la calvitie.
M : levure de bière, pollen, algues, germe de blé.
G : ortie, bardane, pensée sauvage, centaurée.
J : cresson, persil, chou, radis noir.
HE : thym, géranium, sauge, genièvre.

Aménorrhée

Absence de règles (suppression ou retard).
M : miel de châtaignier.
G : vigne rouge, armoise, ail, hamamélis, mille-feuille, romarin.
J : cerfeuil, fenouil, persil.
HE : cyprès, sauge, origan, camomille, thym, menthe.

Amibiase

Maladie tropicale provoquée par un parasite (amibe) et qui donne la dysenterie.
M : propolis, pollen, argile, kuzu, dentie.
J : myrtille, carotte.
HE : cannelle, muscade.

Amnésie

Trouble de la mémoire ; peut être partielle ou totale, passagère ou définitive.
Voir *Mémoire (manque de).*

Amygdalite

Inflammation des amygdales.
Voir *Angine.*

Anémie

Diminution du nombre de globules rouges dans le sang, ou baisse de la quantité de sang dans l'organisme.

M : gelée royale, algues, argile, germe de blé, plasma de Quinton, eau de mer, lotus, tekkah, mélasse, seitan.

Miels de sauge, de châtaignier.

G : corne de cerf, bois de renne, perle fine, prêle, plantain, cynorhodon.

J : betterave, carotte, chou, ortie, cresson, épinard, pissenlit, raifort, pruneau, raisin, orange.

HE : romarin, thym, citron.

Angine

Inflammation des amygdales, du voile du palais et du pharynx.

M : propolis, argile.

Miels de ronce, de framboisier, d'eucalyptus, de sapin, de thym.

G : guimauve, plantain, aubépine, sarriette.

J : chou, céleri, raifort.

HE : sauge, thym, eucalyptus, romarin, citron, géranium, origan, cannelle.

Angine de poitrine

Douleur avec sensation d'étau, de serrement au niveau de la cage thoracique et angoisse. Nécessité de consulter un médecin.

M : algues.

Miels de sarrasin, d'aubépine.

H : bourrache.

G : aubépine, mille-feuille, vigne rouge, gui, millepertuis.

J : cassis, carotte, céleri, raisin.

HE : basilic, mélisse, lavande.

Angoisse

Malaise dû à une crainte diffuse, provoquant une contraction de la gorge.
M : organolysat de poissons, ginseng.
Miel d'aubépine.
H : bourrache.
G : tilleul, houblon, marjolaine, laitance de poisson.
J : pomme.
HE : mélisse, lavande, basilic, oranger.

Angor

Voir *Angine de poitrine.*

Anorexie

Diminution importante ou disparition complète de l'appétit.
M : gelée royale, pollen, ginseng, germe de blé, organolysat de poissons, A.D.N., plasma de Quinton, hydromel, lotus, levure Candida utilis.
Miel de thym.
G : fenugrec, ail, oignon, corne de cerf, gentiane, angélique.
J : artichaut, chou, pissenlit, orange, betterave, carotte, cerfeuil, céleri, fenouil, cresson.
HE : gingembre, muscade, sauge, estragon, camomille, thym, citron, coriandre, gui, genièvre.

Aphonie

Extinction de voix.
M : propolis, argile.
Miels de ronce, de thym.
G : guimauve, ronce.

J : cerfeuil, céleri, persil, carotte, chou.
HE : thym, pin, citron, sauge, genièvre, cyprès.

Aphtes

Ulcération de la muqueuse buccale.
M : propolis, argile.
G : ronce, serpolet, acérola, pensée sauvage, basilic.
J : myrtille, carotte.
HE : citron, sauge, géranium, thym, cannelle.

Appétit insuffisant

Voir *Manque d'appétit.*

Artériosclérose

Épaississement de la paroi des artères qui durcissent et perdent leur élasticité, avec formation de plaques d'athéromes.
M : lécithine de soja, algues, pollen.
Miels d'aubépine, de châtaignier, de sarrasin.
H : carthame, bourrache.
G : ail, oignon, gui, millepertuis, aubépine, romarin, sauge.
J : artichaut, pissenlit, bouleau, ananas, pruneau, cresson, pomme.
HE : citron, genièvre.

Artérite

Altération de la paroi des artères provoquant leur rétrécissement et risque d'obturation par des caillots sanguins.
M : lécithine de soja.
H : bourrache.
G : sarrasin, ail, oignon, aubépine.

J : artichaut, ortie, bouleau.
HE : citron, sauge, genièvre, romarin, marjolaine.

Arthrite

Atteinte inflammatoire des articulations, aiguë ou chronique.
M : algues, kvas.
Miel de bruyère.
H : carthame.
G : harpagophytum, moule, ail, chiendent, reine-des-prés, alfafa, aubier de tilleul.
J : bouleau, ananas, artichaut, ortie, pissenlit, radis noir, pomme, raisin, pomme de terre, cerise, cassis, navet.
HE : oignon, citron, genièvre, lavande.

Arthrose

Atteinte dégénérative des articulations, non inflammatoire, déformante (croissances osseuses).
M : algues, argile.
G : harpagophytum, reine-des-prés, prêle, farine d'os, huile de foie de flétan, ail.
J : bouleau, ortie, artichaut, pissenlit.
HE : genièvre, oignon, pin.

Arythmie cardiaque

Trouble du rythme cardiaque.
Voir *Cœur (maladies du).*

Ascaris

Petits vers blancs siégeant dans l'intestin.
Voir *Parasites intestinaux.*

Asthénie

État dépressif provoquant une grande fatigue physique.

M : gelée royale, organolysat de poissons, pollen, ginseng, germe de blé, levure de bière, A.D.N., chlorure de magnésium, lécithine de soja, plasma de Quinton, eau de mer, nuoc-mâm, lotus, mélasse, levure Candida utilis.

Miels de romarin, de sarriette, de châtaignier.

H : onagre.

G : corne de cerf, poudre d'huître, bois de renne, alfafa, laitance de poisson, perle fine.

J : betterave, cresson, épinard, carotte, céleri, fenouil, pomme, raisin, tomate, orange, pruneau.

HE : romarin, sauge, citron, oignon, girofle, sarriette.

Asthme

Gêne respiratoire à l'expiration provoquant une oppression.

M : algues, argile.

G : tussilage, aubépine, ail, millepertuis, mauve, tilleul.

J : radis noir, cerfeuil, persil, cresson.

HE : lavande, mélisse, marjolaine, eucalyptus, romarin, sauge, thym, niaouli, menthe, oranger, citron, pin.

Asystolie

Malaise provoqué par une insuffisance cardiaque.

Voir *Cœur (maladies du).*

Azotémie

Présence excessive d'urée dans le sang.

Voir *Urémie.*

Azoturie

Présence excessive d'urée dans les urines.
Voir *Urémie.*

Ballonnements

Gonflement de l'abdomen par l'accumulation des gaz intestinaux.
M : argile, charbon végétal, kéfir, kuzu, malt.
Miels de romarin, de thym.
G : angélique, carvi, cumin, laurier, centaurée.
J : persil, fenouil.
HE : anis, coriandre, fenouil, girofle, muscade, citronnelle, basilic, menthe.

Blennorragie

Maladie infectieuse, sexuellement transmissible, provoquée par le gonocoque.
Antibiothérapie nécessaire.
M : propolis.
G : bruyère, chiendent, bardane.
HE : pin, eucalyptus, genièvre, cyprès, sarriette.

Borborygme

Gargouillement des vents contenus dans l'intestin.
Voir *Flatulence.*

Bouffées de chaleur

Malaise provoqué par une brusque sensation de chaleur au visage (le sang « monte à la tête »).

Miels d'aubépine, de châtaignier.
G : vigne rouge, mille-feuille, gui.
HE : cyprès, sauge, mélisse.

Bourdonnements d'oreille

Bruits d'intensité variable, perçus de façon intermittente, parfois dus à l'hypertension et à des troubles circulatoires.
G : vigne rouge, aubépine, ail, olivier, gui.
J : bouleau.
HE : cyprès, mélisse, oignon.

Bronchite

Inflammation des bronches (aiguë ou chronique) sous toutes ses formes, depuis la plus bénigne (rhume) jusqu'à la plus grave (broncho-pneumonie).
M : propolis, ginseng, lotus, tekkah.
Miels de thym, d'eucalyptus, de lavande.
G : bourrache, tussilage, violette, pin, acérola, argousier, cynorhodon, sureau, plantain, angélique, mauve, ail, millepertuis, laurier.
J : chou, radis noir, raifort, orange, cassis, navet, pomme de terre, cerfeuil.
HE : pin, thym, eucalyptus, niaouli, citron, menthe, serpolet, lavande, sauge, romarin, sarriette, oignon.

Cachexie

Altération profonde de l'état général, provoquant un ralentissement progressif des fonctions organiques, au stade final des maladies graves.
M : gelée royale, germe de blé, ginseng, A.D.N., plasma de Quinton.

Calculs biliaires

Concrétions pierreuses qui se forment dans la vésicule biliaire.

Voir *Lithiase biliaire.*

Calculs urinaires

Concrétions pierreuses qui se forment dans les reins.

Voir *Lithiase urinaire.*

Calvitie

État du cuir chevelu au terme d'une chute des cheveux non traitée à temps. La calvitie est définitive.

Pour l'éviter : voir *Alopécie.*

Cancer

Prévention du cancer ou adjuvants du traitement des cancers à leur stade initial.

M : chlorure de magnésium, plasma de Quinton, eau de mer, algues.

G : gui, ail, oignon, prêle.

HE : géranium, sauge, cyprès, estragon, girofle.

Carie dentaire

Désagrégation des tissus durs de la dent qui se creuse progressivement (se « gâte »).

M : pollen, germe de blé, propolis.

H : pépins de courge, foie de flétan.

G : farine d'os, dolomie, prêle, poudre d'huître.

J : carotte.

HE : girofle, thym, citron.

Cellulite

Inflammation du tissu conjonctif, sous la peau, au niveau du derme, se caractérisant par la formation de « peau d'orange ».

M : algues.

G : reine-des-prés, aubier de tilleul, bardane, vigne rouge, sureau.

J : bouleau, pissenlit, artichaut, cresson, céleri, persil.

HE : cyprès, oignon, citron, verveine, genièvre.

Céphalée

Mal de tête violent et tenace.

Voir *Migraine.*

Cheveux (santé et beauté des)

M : levure de bière, pollen, germe de blé.

G : ortie, bardane, prêle, pensée sauvage, plantain, camomille, pissenlit, centaurée.

J : cresson, radis noir, chou, persil, carotte.

HE : sauge, lavande, genièvre, thym, romarin, géranium.

Cholestérol (excès de)

Présence de cholestérol dans le sang supérieure au taux normal (2,5 g par litre).

M : lécithine de soja, algues, filtrat de soja.

Miel de tournesol.

H : bourrache, carthame.

G : aubier de tilleul, chiendent.

J : artichaut, pissenlit, radis noir.

HE : romarin, thym.

Chute des cheveux

Voir *Alopécie.*

Circulation (troubles de la)

M : algues.
Miels de châtaignier, de sauge, de romarin.
H : bourrache.
G : vigne rouge, mille-feuille, sarrasin, ail, oignon, pensée sauvage.
J : myrtille.
HE : cyprès, sauge, cannelle, citron.

Cœur (maladies du)

Miel d'aubépine.
H : bourrache.
G : aubépine, ail, gui, anis, carvi, angélique, vigne rouge.
J : céleri, cassis, artichaut.
HE : mélisse, oranger, basilic, lavande, menthe, romarin.

Colibacillose

Inflammation urinaire provoquée par les colibacilles (microbes).
M : propolis, argile, ferments lactiques, levure de bière.
Miels de bruyère, d'eucalyptus.
G : bruyère, chiendent, mauve, ail, sureau.
J : fenouil, navet, raisin.
HE : genièvre, eucalyptus, citron, niaouli, thym, lavande.

Coliques néphrétiques

Violentes douleurs dues au passage de calculs dans les voies urinaires en aval des reins.

M : propolis, argile.
Miel de bruyère.
G : chiendent, aubier de tilleul.
J : bouleau, céleri, chou.
HE : genièvre, citron, géranium, menthe.

Colite

Inflammation du gros intestin.
M : propolis, pollen, argile, levure de bière, ferments lactiques, kéfir, kuzu.
Miel de romarin.
G : mauve, guimauve, violette, graines de lin.
J : pomme de terre, chou, pissenlit.
HE : cannelle, géranium, menthe.

Consolidation des fractures

M : algues, pollen, plasma de Quinton.
Miel de sarrasin.
H : pépins de courge, huile de foie de flétan, huile de foie de morue.
G : poudre d'os, dolomie, prêle, poudre d'huître, corne de cerf, bois de renne, perle fine.
J : radis noir, carotte, cresson, orange, persil, épinard.
HE : citron.

Constipation

Ralentissement du transit intestinal, rareté des selles et difficultés de leur expulsion.
M : son, manne, agar-agar, pollen, graines de lin, chlorure de magnésium, plasma de Quinton, kéfir, kuzu, levure de bière.
H : carthame.
G : bourdaine, guimauve, frêne, sureau, rhubarbe, mauve, centaurée.

J : pruneau, cerfeuil, céleri, fenouil, artichaut, épinard.
HE : romarin.

Convalescence

Transition entre la période aiguë d'une maladie et le rétablissement de la santé.

M : organolysat de poissons, gelée royale, pollen, ginseng, germe de blé, plasma de Quinton, eau de mer, mélasse.

Miels de thym, de romarin.

G : éleuthérocoque, corne de cerf, poudre d'huître, sarrasin.

J : épinard, cresson, betterave, carotte, orange.

HE : sauge, thym, romarin, sarriette.

Coqueluche

Toux convulsive.

M : propolis.

Miels d'eucalyptus, de thym, de lavande.

G : mauve, angélique, pin, plantain, violette, tussilage, bourrache, millepertuis.

J : chou, radis noir, pomme de terre, navet.

HE : niaouli, menthe, citron, cyprès, thym, sauge, serpolet, romarin.

Coryza

Écoulement nasal important (= « rhume de cerveau »).

M : propolis.

Miel de thym.

G : bourrache, plantain, sureau, tussilage.

J : chou, radis noir, cassis, orange.

HE : niaouli, eucalyptus, menthe, citron, sauge, serpolet, thym, pin.

Crampes

Douleurs provoquées par la contraction involontaire et spasmodique de certains muscles.

M : chlorure de magnésium, germe de blé, levure de bière.

Miel d'aubépine.

G : dolomie, prêle, aubépine, camomille, marjolaine.

HE : mélisse.

Crevasses

Fissures de la peau, de la bouche ou de l'anus.

M : levure de bière, propolis, pollen, germe de blé.

H : onagre, foie de flétan, carotte, bourrache.

G : bardane, fumeterre, pensée sauvage.

J : pissenlit, artichaut, bouleau.

HE : lavande, géranium, genièvre, sauge, thym, citron, romarin.

Croissance

Troubles de croissance ; retards de croissance.

M : organolysat de poissons, algues, pollen, argile, plasma de Quinton, eau de mer.

Miel de sarrasin.

H : foie de morue, foie de flétan, pépins de courge.

G : farine d'os, dolomie, prêle, corne de cerf, bois de renne, perle fine, poudre d'huître.

J : persil, orange, carotte, chou, épinard, radis noir, raifort.

HE : citron, thym, romarin.

Cystite

Inflammation douloureuse de la vessie, aiguë ou chronique.

M : propolis, argile.

Miels de bruyère, d'eucalyptus.
G : bruyère, chiendent, mauve, ail, fenouil, sureau.
J : navet, raisin.
HE : genièvre, niaouli, eucalyptus, pin, lavande, thym, citron, oignon.

Dartres

Dessèchement et desquamation de la peau.
M : levure de bière, pollen, propolis.
H : carotte, onagre.
G : bardane, pensée sauvage.
J : pissenlit, artichaut, céleri, chou.
HE : géranium, lavande, citron.

Décalcification

Diminution de la teneur en calcium de l'organisme, principalement au niveau des os et des dents.
M : argile, germe de blé, plasma de Quinton, algues, mélasse, pollen.
H : foie de morue, foie de flétan.
G : farine d'os, dolomie, poudre d'huître, corne de cerf, prêle.
J : chou, persil, épinard, carotte.
HE : citron.

Déminéralisation

Diminution importante des sels minéraux dans l'organisme à la suite de leur élimination excessive.
M : algues, plasma de Quinton, eau de mer, argile, germe de blé, mélasse.
Miel de sarrasin.
H : foie de morue, foie de flétan, pépins de courge, carotte.
G : prêle, alfafa, dolomie, poudre d'huître, farine d'os, corne de cerf, bois de renne, perle fine.

J : chou, betterave, orange, cerise, carotte, persil, épinard, cresson.

HE : citron.

Dépression nerveuse

Fléchissement du tonus intellectuel se traduisant par une fatigue perpétuelle et un mauvais moral.

M : organolysat de poissons, lécithine de soja, ginseng, gelée royale, pollen, A.D.N., germe de blé, chlorure de magnésium, plasma de Quinton, levure Candida utilis, seitan, nuoc-mâm.

Miels de romarin, de sarriette, de sauge.

H : onagre.

G : laitance de poisson, poudre d'huître, ail, oignon, aubépine, orange, tilleul.

HE : sarriette, sauge, girofle, marjolaine, mélisse, orange, camomille.

Dermatoses

Nom donné à l'ensemble des affections de la peau.

M : levure de bière, propolis, argile, algues, pollen, kvas.

Miels de pissenlit, de lavande, de thym.

H : onagre, bourrache, carotte, foie de flétan.

G : bardane, pensée sauvage, fumeterre, chiendent, houblon, mauve.

J : ortie, bouleau, céleri, pissenlit, carotte, artichaut, chou, cresson.

HE : citron, genièvre, sauge, romarin, thym, lavande, géranium.

Diabète

Trouble de l'assimilation des glucides par défaut d'insuline pancréatique provoquant une hyperglycémie (= excès de sucre dans le sang).

M : argile, levure de bière.
Miel d'acacia (diabète non insulino-dépendant).
G : olivier, fenugrec, bardane, oignon.
J : myrtille, chou, pomme de terre, ortie, cresson.
HE : géranium, genièvre, eucalyptus, sauge.

Diarrhée

Évacuation anormalement répétée de selles trop liquides.
M : charbon végétal, argile, ferments lactiques, kuzu, umeboshi, dentie, pâte de coings.
G : mauve, cynorhodon, aubépine.
J : myrtille, chou, carotte, cassis, artichaut.
HE : muscade, cannelle, girofle, géranium.

Digestion difficile

Ensemble des troubles digestifs provoquant un malaise général après les repas.
M : kéfir, kvas, malt, hydromel, charbon végétal, lécithine de soja.
Miels de romarin, de mélisse.
G : carvi, cumin, coriandre, angélique, gentiane, centaurée, laurier, papaye.
J : ananas, fenouil, pomme de terre, céleri, raisin, radis noir.
HE : verveine, menthe, camomille, mélisse, gingembre, girofle, muscade, sarriette, thym, cannelle, citronnelle, basilic, genièvre, marjolaine, estragon.

Dysenterie

Grave infection intestinale accompagnée de fortes coliques et de diarrhée.
M : charbon végétal, ferments lactiques, argile, dentie.
G : mauve, aubépine.

J : myrtille, carotte.
HE : girofle, muscade, cannelle, géranium.

Dysménorrhée

Règles difficiles, insuffisantes, irrégulières et douloureuses.
Miel de châtaignier.
Huile de bourrache.
G : armoise, vigne rouge, mille-feuille, cannelle, laurier, houblon, carvi.
J : cerfeuil, persil, fenouil.
HE : cyprès, sauge, estragon, camomille, basilic, mélisse, genièvre, menthe.

Dyspepsie

Nom donné à l'ensemble des troubles digestifs.
M : kéfir, kvas, malt, hydromel, charbon végétal, lécithine de soja.
Miel de mélisse.
G : anis, angélique, carvi, cumin, fenouil, gentiane, centaurée, laurier, papaye, cannelle, gingembre, girofle, muscade.
J : ananas, pomme de terre, céleri, radis noir, raisin, persil.
HE : verveine, mélisse, menthe, romarin, camomille, basilic, citronnelle, marjolaine, thym, sauge, sarriette.

Eczéma

Affection de la peau avec rougeurs, suintements purulents et formation de croûtes.
M : propolis, levure de bière, argile.
H : carotte, bourrache.
G : bouleau, chiendent, pensée sauvage, fumeterre, mauve.

J : bouleau, artichaut, ortie, pissenlit, radis noir.
HE : genièvre, lavande, thym, citron, sauge, géranium.

Embarras gastrique

Lourdeur, somnolence, maux de tête, renvois provoqués par une mauvaise digestion.
Voir *Dyspepsie*.

Emphysème

Gêne respiratoire provoquée par la dilatation des alvéoles pulmonaires.
M : propolis, ginseng.
Miels de lavande, de thym.
G : guimauve, bourrache, plantain, sureau, cynorhodon.
J : radis noir, orange, cassis, chou.
HE : niaouli, eucalyptus, pin, serpolet, menthe, thym, lavande.

Empoisonnement

Intoxication accidentelle due à la consommation de produits dangereux.
M : charbon végétal, argile, levure de bière, ferments lactiques, kéfir.
J : ananas, pamplemousse, artichaut, orange.
HE : thym, genièvre.

Enrouement

Altération de la voix qui peut aller de la raucité jusqu'à l'extinction totale.
Voir *Aphonie*.

Entérite

Inflammation aiguë ou chronique de l'intestin, le plus souvent d'origine microbienne, provoquant fièvre et diarrhée.

M : argile, propolis, pollen, levure de bière, ferments lactiques, kéfir.

G : ail, basilic, romarin, camomille, verveine.

J : myrtille, pomme, chou, carotte.

HE : thym, muscade, cannelle, lavande, menthe.

Énurésie

Émission involontaire d'urine pendant le sommeil.

G : prêle, mille-feuille.

HE : cyprès, genièvre.

Éructation

Renvoi sonore par la bouche de l'air qui s'est accumulé dans l'estomac.

Voir *Aérophagie.*

Érythèmes

Rougeurs de la peau de toutes origines.

M : levure de bière, propolis, pollen, argile.

Miel de lavande.

H : carotte, bourrache, foie de flétan, onagre.

G : bardane, fumeterre, pensée sauvage.

J : ortie, pissenlit, artichaut.

HE : lavande, romarin, thym, géranium, genièvre.

Érythrémie

Augmentation du nombre de globules rouges dans le sang.

Voir *Pléthore.*

État fébrile ou état fiévreux

Voir *Fièvre.*

État grippal

Voir *Grippe.*

Étudiants

Période préparatoire aux examens et examens eux-mêmes.

M : organolysat de poissons, lécithine de soja, A.D.N., algues, plasma de Quinton, gelée royale, pollen, germe de blé, ginseng.

G : laitance de poisson, corne de cerf, poudre d'huître, aubépine, houblon, marjolaine.

J : orange, carotte, pomme, raisin.

HE : lavande, basilic, sauge, sarriette, thym, romarin.

Extinction de voix

Voir *Aphonie.*

Fatigue

Épuisement provoqué par un travail trop important, physique ou intellectuel.

M : ginseng, gelée royale, pollen, organolysat de poissons, algues, germe de blé, A.D.N., levure Candida utilis, levure de bière, eau de mer, plasma de Quinton, hydromel, nuoc-mâm, tekkah, umeboshi, seitan.

Miels de thym, de serpolet, de romarin.

G : éleuthérocoque, ail, poudre d'huître, perle fine, cynorhodon, acérola, alfafa, corne de cerf.

J : chou, ortie, orange, pomme, navet.

HE : sarriette, romarin, menthe, gingembre, sauge, basilic.

Fièvre

Élévation anormale de la température.

G : sureau, bourrache, cannelle, reine-des-prés, tilleul, frêne, ail, oignon, violette.

J : carotte, chou, pamplemousse, cassis, épinard, persil, céleri, cerise.

HE : eucalyptus, lavande, citron, gingembre.

Flatulence

Formation importante de gaz dans l'estomac et les intestins, provoquant des ballonnements.

M : kéfir, argile, charbon végétal, kuzu.

G : carvi, cumin, angélique, anis, coriandre, fenouil.

J : orange, persil.

HE : muscade, girofle, menthe, basilic, bergamote, citronnelle, gingembre.

Flore intestinale

Perturbations de la flore intestinale par suite d'antibiothérapie ou prise de certains médicaments.

M : ferments lactiques, kéfir, propolis, levure de bière, argile.

Fluxion dentaire

Affection dentaire provoquant un gonflement de la joue à l'endroit de la carie.

Nécessite l'antibiothérapie.

Voir *Carie dentaire.*

Frigidité

Absence de désir sexuel chez la femme, et incapacité à obtenir une satisfaction sexuelle.

M : ginseng, germe de blé, gelée royale, pollen, organolysat de poissons.

Miel de sarriette.

G : éleuthérocoque, ail, corne de cerf, bois de renne, millepertuis.

J : céleri, chou, ortie, fenouil.

HE : sarriette, gingembre, menthe, oignon, thym, romarin, cannelle.

Gargouillements

Bruit qui résulte du déplacement de grosses bulles d'air ou de gaz de putréfaction dans le tube digestif.

Voir *Flatulence*.

Gastralgie

Vives douleurs au creux de l'estomac (« crampes d'estomac »).

M : charbon végétal, argile.

G : basilic, marjolaine.

J : pomme de terre, chou.

HE : mélisse, romarin.

Gastrite

Inflammation douloureuse de l'estomac.
M : argile, propolis, charbon végétal, graines de lin. Miels de romarin, de thym.
G : mauve, anis.
J : pomme de terre, chou, fenouil, carotte.
HE : citron, géranium, lavande, romarin, thym.

Gastro-entérite

Inflammation grave du tube digestif, d'origine microbienne, entraînant dysenterie, coliques, vomissements.
M : propolis, argile, levure de bière, ferments lactiques.
J : myrtille, carotte.
HE : cannelle.

Gaz intestinaux

Composés en partie d'air dégluti et de gaz issus de la digestion, leur formation entraîne des ballonnements.
Voir *Ballonnements.*

Gingivite

Inflammation des gencives.
M : propolis.
G : guimauve.
J : myrtille.
HE : sauge, citron, géranium.

Glaucome

Affection grave de l'œil due à une élévation anormale de la tension intra-oculaire nécessitant l'intervention de l'ophtalmologiste.

Glossite

Inflammation de la langue.
M : propolis.
G : guimauve.
J : myrtille.
HE : sauge, citron, géranium.

Goitre

Voir *Hyperthyroïdie.*

Goutte

Accumulation anormale de l'acide urique dans les tissus des articulations, se manifestant par de violentes douleurs siégeant le plus souvent au gros orteil.
M : algues.
Miel de bruyère.
G : ail, moule, harpagophytum, reine-des-prés, bruyère, aubier de tilleul, chiendent, frêne, ortie, pissenlit.
J : bouleau, céleri, ananas, cassis, cerise, pomme, raisin, chou, carotte.
HE : genièvre, oignon, citron, cyprès, eucalyptus, estragon, menthe.

Gravelle

Minuscules calculs rénaux formant une sorte de sable dans les urines.
Voir *Lithiase urinaire.*

Grippe

Maladie infectieuse à virus, contagieuse, se traduisant par de la fièvre, des courbatures et un abattement.

M : propolis, gelée royale, pollen, germe de blé, argile, ferments lactiques, umeboshi, ginseng.

Miel de thym.

G : acérola, cynorhodon, argousier, sureau, pin, tussilage, mauve, centaurée, ail, reine-des-prés, laurier, chiendent.

J : orange, cassis, carotte, chou, fenouil, pissenlit.

HE : cannelle, thym, citron, romarin, genièvre, gingembre, girofle, oignon, eucalyptus, sauge, sarriette.

Grossesse

A prendre pendant la grossesse pour éviter la déminéralisation.

M : algues, pollen, plasma de Quinton, organolysat de poissons, argile.

H : pépins de courge, foie de flétan.

G : farine d'os, dolomie, prêle, poudre d'huître, perle fine.

J : orange, carotte, chou, épinard, persil.

HE : citron.

Hémorroïdes

Gonflement des veines entourant l'anus et le rectum.

M : son.

Miel de châtaignier.

H : bourrache.

G : sarrasin, vigne rouge, mille-feuille, hamamélis, gui, prêle, ail.

J : myrtille, cerfeuil, pomme de terre, ortie.

HE : cyprès, oignon.

Hépatite

Affection virale inflammatoire du foie, soit épidémique (virus A) soit issue d'une inoculation (virus B).

M : lécithine de soja, levure de bière, pollen, propolis. Miel de romarin.
H : carthame.
G : centaurée, buis, raifort, millepertuis.
J : artichaut, pissenlit, radis noir, cerfeuil, carotte, betterave.
HE : romarin, thym, camomille, sauge, citron.

Herpès

Éruption de petits boutons — vésicules transparentes — groupés le plus souvent au bord des lèvres, d'origine virale.
M : propolis, levure de bière, germe de blé.
H : foie de flétan, carotte.
G : bardane, fumeterre, pensée sauvage, chiendent.
J : bouleau, pissenlit, céleri, artichaut, ortie.
HE : lavande, thym, romarin, géranium, sauge.

Hoquet

Contractions spasmodiques du diaphragme.
G : marjolaine.
J : fenouil.
HE : estragon, anis, coriandre, cumin.

Hydropisie

Rétention généralisée de liquide dans l'organisme, le plus souvent due à une insuffisance cardiaque grave.
Voir *Œdèmes.*

Hypercholestérolémie

Voir *Cholestérol (excès de).*

Hypertension

Pression du sang anormalement forte à l'intérieur des artères.
M : algues.
Miel d'aubépine.
H : bourrache.
G : ail, olivier, gui, alfafa, sarrasin.
J : cassis.
HE : citron, lavande, marjolaine.

Hyperthyroïdie

Fonctionnement hypertrophique de la glande thyroïde entraînant la formation d'un goitre.
M : argile.
G : pensée sauvage, mille-feuille.
J : chou.
HE : romarin.

Hypothyroïdie

Fonctionnement insuffisant de la glande thyroïde et sécrétion trop faible de thyroxine.
M : algues, plasma de Quinton, eau de mer.

Hypotension

Baisse de la tension artérielle.
M : germe de blé, gelée royale, ginseng.
Miel de sauge.
G : alfafa, éleuthérocoque.
J : raisin, orange.
HE : sauge, romarin, thym.

Ictère

Synonyme de jaunisse. Voir *Jaunisse.*

Impétigo

Maladie infectieuse de la peau avec pustules et croûtes jaunes.

M : propolis, levure de bière, pollen, germe de blé.
G : bardane, chiendent, fumeterre, pensée sauvage.
J : pissenlit, ortie, bouleau, artichaut, céleri.
HE : thym, lavande, géranium, sauge, citron, romarin.

Impuissance

Incapacité d'accomplir un acte sexuel chez l'homme, partielle ou totale.

M : ginseng, gelée royale, germe de blé, organolysat de poissons.
Miel de sarriette.
G : corne de cerf, éleuthérocoque, bois de renne, ail, millepertuis.
J : céleri, ortie, chou, fenouil.
HE : sarriette, gingembre, menthe, thym, cannelle, romarin, oignon.

Inappétence

Voir *Manque d'appétit.*

Infections intestinales

Ensemble des maladies infectieuses de l'intestin.

M : propolis, pollen, argile, ferments lactiques, kéfir, levure de bière.

Miels d'eucalyptus, de thym.
G : ail, camomille, basilic.
J : myrtille, pomme, chou, carotte, artichaut.
HE : muscade, cannelle, niaouli, thym, lavande, citronnelle, géranium.

Insomnie

Difficulté à s'endormir et brièveté du sommeil.
M : organolysat de poissons, lécithine de soja, pollen.
Miels de marjolaine, d'oranger, de tilleul, d'aubépine, de lavande.
H : bourrache, onagre.
G : tilleul, aubépine, houblon, laitance de poisson, verveine, mélisse.
HE : oranger, lavande, basilic, marjolaine, camomille.

Insuffisance hépatique

Ralentissement de l'activité du foie qui ne peut plus jouer son rôle dans la digestion.
M : lécithine de soja, levure de bière, kéfir, umeboshi.
Miels de pissenlit, de romarin.
H : carthame.
G : centaurée, bourdaine, bardane, buis, gentiane, reine-des-prés, millepertuis.
J : artichaut, radis noir, pissenlit, raifort, ortie, pamplemousse, cerfeuil, carotte, cassis.
HE : romarin, camomille, citron, sauge.

Intoxication alimentaire

Souvent collective, elle est causée par la consommation de produits avariés, mal conservés.
M : charbon végétal, argile, levure de bière, ferments lactiques, kéfir, kvas, propolis.

J : artichaut, pamplemousse, ananas, orange.
HE : thym, gentiane.

Jaunisse

Symptôme commun à de nombreuses affections consistant en une coloration jaune de la peau et des muqueuses par imprégnation des pigments biliaires.

Les compléments alimentaires conseillés seront ceux de la maladie ayant provoqué la jaunisse. Consultation médicale obligatoire.

En cas d'origine hépatique (la plus fréquente), voir *Insuffisance hépatique.*

Kératite

Inflammation de la cornée de l'œil.
Voir *Vue (troubles de la).*

Lactation

Pour favoriser l'allaitement chez les mères nourrices.
G : houblon, angélique, cumin, sureau.
J : fenouil, ortie, carotte.
HE : anis, carvi, verveine.

Laryngite

Inflammation du larynx.
M : propolis.
Miels de ronce, de framboise.
J : radis noir, pomme de terre, chou, orange.
HE : citron, thym, sauge, niaouli, pin, serpolet, sarriette.

Lithiase biliaire

Présence de calculs dans la vésicule biliaire, avec migration fréquente de ceux-ci dans les voies biliaires.

M : son, kvas.

Miel de romarin.

H : olive.

G : pissenlit, ortie, aubier de tilleul, bardane, camomille, centaurée, sureau.

J : radis noir, artichaut, bouleau, cerise, cresson, raisin, pomme de terre.

HE : romarin, citron, genièvre, pin, camomille.

Lithiase urinaire

Présence de calculs dans les reins et l'uretère.

Miel de bruyère.

G : bruyère, chiendent, aubier de tilleul, frêne, bardane, sureau, cynorhodon, ail, prêle, fenouil, pissenlit.

J : bouleau, céleri, artichaut, chou, cerfeuil, cassis, cerise, cresson, navet, pomme, raisin.

HE : genièvre, citron, géranium.

Lombalgie

Douleur chronique de la région lombaire.

Voir *Lumbago.*

Lumbago

Douleur pénible, aiguë, d'apparition brutale, au bas du dos (région lombaire).

M : algues.

Miel de bruyère.

G : harpagophytum, aubier de tilleul, moule, ail, alfafa, chiendent, frêne, reine-des-prés, ortie, pissenlit, bardane, sureau.

J : bouleau, céleri, cassis, cerise, artichaut, pomme, radis noir.

HE : genièvre, citron, menthe, romarin, cyprès, estragon, eucalyptus, lavande, oignon.

Maigreur

État caractérisé par l'amenuisement des réserves de graisses allant jusqu'à l'atrophie musculaire et viscérale.

M : gelée royale, germe de blé, ginseng, pollen, algues.

G : fenugrec.

J : cresson, orange, betterave.

HE : romarin, thym, sauge, sarriette.

Maladies infectieuses

Qu'elles soient pulmonaires, intestinales ou urinaires... elles sont provoquées par des microbes ou des virus et s'accompagnent de fièvre.

M : propolis, ferments lactiques, plasma de Quinton, argile, levure de bière, gelée royale, ginseng.

Miel de thym.

G : ail, oignon, bardane, cynorhodon, éleuthérocoque.

J : cresson, persil, cerfeuil, carotte, orange.

HE : thym, citron, eucalyptus, cannelle, girofle, lavande.

Mal de mer (et des transports)

Impression de nausées provoquées par le ballottement des organes pendant un voyage.

G : angélique.

HE : mélisse, menthe.

Manque d'appétit

M : gelée royale, ginseng, pollen, germe de blé, hydromel, lotus, levure Candida utilis.

Miel de thym.

G : fenugrec, gentiane, houblon, sarrasin, carvi, fenouil, ail, oignon.

J : céleri, betterave, radis noir, cerfeuil.

HE : estragon, gingembre, muscade, coriandre, camomille, genièvre, thym.

Mémoire (manque de)

M : organolysat de poissons, A.D.N., pollen, germe de blé, lécithine de soja, gelée royale, ginseng, chlorure de magnésium.

H : foie de flétan, foie de morue, onagre.

G : laitance de poisson, corne de cerf, poudre d'huître, éleuthérocoque, aubépine.

J : orange, carotte, pomme, raisin, persil, cresson.

HE : basilic, lavande, marjolaine, romarin, thym, sauge, sarriette.

Méningite

Inflammation aiguë, d'origine microbienne ou virale, des membranes qui protègent l'axe cérébro-spinal. Nécessite une hospitalisation d'urgence.

Ménopause (troubles de la)

Disparition des règles accompagnée de troubles circulatoires et hormonaux.

M : gelée royale, ginseng, germe de blé, levure de bière.

Miel de châtaignier.

H : bourrache.

G : vigne rouge, sarrasin, aubépine, hamamélis, souci, gui, ail, mille-feuille, tilleul.

J : ortie, cassis.

HE : cyprès, sauge, menthe, camomille.

Météorisme

Gonflement de l'abdomen par l'accumulation des gaz intestinaux, provoquant des ballonnements.

Voir *Flatulence.*

Métrite

Ensemble des affections inflammatoires de l'utérus provoquant un écoulement vaginal (pertes blanches).

M : propolis, argile.

G : mille-feuille, bardane, mauve.

J : chou, persil, pomme de terre.

HE : thym, cannelle, citron, eucalyptus, sarriette, sauge, lavande, romarin.

Migraine

Mal de tête (= céphalée).

M : argile.

Miels d'oranger, de lavande.

G : basilic, verveine, reine-des-prés, millepertuis.

J : pomme, chou, fenouil.

HE : menthe, lavande, camomille, marjolaine, mélisse, thym, romarin, eucalyptus.

Néphrite

Affection inflammatoire des reins, aiguë ou chronique.

M : propolis, argile.

G : prêle, reine-des-prés, mauve, sureau.

J : bouleau, chou, raisin, pomme.

HE : genièvre, oignon, eucalyptus, niaouli, pin.

Nervosité

État d'une personne nerveuse, de mauvaise humeur, angoissée, déprimée, surmenée.

M : organolysat de poissons, A.D.N., lécithine de soja, algues, chlorure de magnésium, plasma de Quinton, lotus, gelée royale, pollen, levure de bière, ginseng, germe de blé.

Miels d'aubépine, d'oranger, de tilleul, de marjolaine.

H : onagre, bourrache.

G : laitance de poisson, houblon, tilleul, basilic, aubépine, aubier de tilleul, poudre d'huître.

J : cerfeuil, cresson, persil, pissenlit, céleri, épinard, chou.

HE : lavande, mélisse, marjolaine, oranger, verveine, cyprès.

Neurasthénie

Épuisement nerveux se traduisant par un dérèglement de toutes les fonctions neurovégétatives, une grande tristesse, un découragement.

Voir *Asthénie.*

Névralgie

Vive douleur ressentie le long du trajet d'un nerf.

M : argile.

G : verveine, camomille, millepertuis, basilic, reine-des-prés.

J : pomme, fenouil.

HE : menthe, camomille, lavande, mélisse, marjolaine.

Obésité

Accumulation excessive de graisses, le plus souvent due à des excès alimentaires prolongés, dépassant les besoins de l'organisme.

M : algues, protéines concentrées, son, kvas.
G : spiruline, ananas, aubier de tilleul, bardane, chiendent, papaye, prêle, reine-des-prés, sureau.
J : céleri, bouleau, fenouil, cerfeuil, cerise, cassis, pomme, raisin.
HE : citron, oignon, lavande, estragon.

Œdèmes

Accumulation pathologique de liquides dans les tissus sous-cutanés provoquant un gonflement.
M : argile.
G : bruyère, reine-des-prés, chiendent, bardane, sureau.
J : bouleau, artichaut, pissenlit, céleri, persil, pomme.
HE : oignon, genièvre, ail, citron.

Œdème de Quincke

Apparition brusque et localisée d'origine allergique, d'un œdème important (« urticaire géant ») : très grave, voire mortel s'il se développe au niveau de la glotte.
Nécessite l'administration immédiate d'antihistaminiques ou de corticoïdes, selon l'avis médical.

Otite

Inflammation de l'oreille.
M : propolis.
G : mauve, tussilage, pin, plantain, sureau, angélique, millepertuis.
J : pomme de terre, chou, radis noir, cerfeuil.
HE : thym, eucalyptus, niaouli, pin, menthe.

Oxyures

Petits vers blancs siégeant dans l'intestin.
Voir *Parasites intestinaux.*

Palpitations

Battements du cœur accentués et rapides. Il y a nécessité de consulter un cardiologue.
Voir *Cœur (maladies du).*

Parasites intestinaux

Vers siégeant dans l'intestin qui provoquent des troubles digestifs, nerveux et respiratoires.
M : argile, propolis.
Miel d'eucalyptus.
H : pépins de courge.
G : ail, armoise, carvi, oignon.
J : carotte, chou, cresson, persil, fenouil, cassis.
HE : bergamote, estragon, lavande, thym, menthe, camomille, citron.

Paresse digestive

Voir *Digestion difficile.*

Paresse hépatique

Voir *Insuffisance hépatique.*

Paresse intestinale

Voir *Constipation.*

Parodontose

Affection des gencives conduisant au déchaussement des dents.

M : propolis, levure de bière, argile, algues.
G : raifort, guimauve.
J : myrtille, chou, pissenlit, carotte.
HE : sauge, géranium, thym, citron.

Peau d'orange

Apparence que prend la peau lorsqu'on la pince qui rappelle l'aspect de l'écorce d'orange, lorsque la cellulite a envahi les tissus sous-cutanés.

Voir *Cellulite.*

Pellicules

Desquamation du cuir chevelu faite de sébum desséché.

Voir *Cheveux.*

Péritonite

Inflammation aiguë ou chronique du péritoine, le plus souvent d'origine appendiculaire. Nécessite une intervention chirurgicale.

Pertes blanches

Écoulement vaginal constitué de mucosités souvent malodorantes, parfois purulentes.

Voir *Métrite.*

Pharyngite

Inflammation du pharynx.
Voir *Angine.*

Phlébite

Inflammation d'une veine, généralement de la jambe.
Miel de bourrache.
G : vigne rouge, hamamélis, mille-feuille, bardane, pensée sauvage.
J : bouleau.
HE : cyprès, verveine, citron.

Pléthore

État pathologique caractérisé par l'augmentation de tous les éléments sanguins (le sang devient trop « riche ») le plus souvent à cause d'excès alimentaires.
M : algues.
G : papaye, bardane, sureau, ail.
J : bouleau, pissenlit, pamplemousse, céleri, raisin, chou, tomate, persil.
HE : citron, oignon.

Poliomyélite

Inflammation aiguë de la substance grise de la moelle épinière, d'origine virale. Nécessite une hospitalisation d'urgence.
M : chlorure de magnésium, plasma de Quinton.

Polyglobulie

Augmentation du nombre des globules rouges dans le sang.
Voir *Pléthore.*

Prostatite

Inflammation de la prostate (= adénome prostatique).
M : pollen, propolis, argile.
Miel de bruyère.
G : bruyère, prêle, mauve.
J : chou, cassis.
HE : genièvre, pin, cyprès, oignon.

Pyorrhée dentaire

Affection des gencives avec écoulement de pus et fétidité de l'haleine.
M : propolis, argile.
G : guimauve, raifort.
J : myrtille, carotte.
HE : sauge, géranium, thym, citron.

Pyrosis

Sensation de brûlure désagréable qui remonte l'œsophage jusqu'à la bouche.
Voir *Aigreurs d'estomac.*

Rachitisme

Troubles de la croissance souvent dus à un mauvais métabolisme des sels minéraux par carence en vitamine D.
Voir *Croissance.*

Règles

Voir *Aménorrhée* (absence) et *Dysménorrhée* (douloureuses).

Renvois

Émission par la bouche, du gaz provenant de l'estomac, parfois accompagné d'une petite quantité du contenu gastrique.

Voir *Aérophagie.*

Rétinite

Inflammation de la rétine de l'œil.

Voir *Vue (troubles de la).*

Rhinite

Inflammation des fosses nasales (= coryza).

M : propolis, ginseng.

Miel d'eucalyptus.

G : pin, sureau, mauve, angélique, millepertuis, bourrache, plantain, tussilage, violette, cynorhodon.

J : radis noir, chou, pomme de terre.

HE : niaouli, menthe, citron, eucalyptus, thym, serpolet, lavande, sauge, cannelle, sarriette.

Rhumatismes

Nom donné à l'ensemble des affections caractérisées par une douleur et un gonflement des articulations.

M : algues, plasma de Quinton, kvas.

Miel de bruyère.

H : carthame.

G : harpagophytum, ail, moule, reine-des-prés, chiendent, aubier de tilleul, alfafa, frêne, ortie, pissenlit, bruyère, gentiane, ananas, fenouil, laurier, bardane, sureau.

J : bouleau, céleri, cassis, cerise, pamplemousse, radis noir, artichaut, cerfeuil, cresson, navet, pomme de terre, tomate, persil.

HE : genièvre, menthe, citron, cyprès, lavande, eucalyptus, romarin, estragon, oignon, gingembre.

Rhumes

Affection qui se traduit par un écoulement nasal provoqué par une inflammation de la muqueuse du nez.

M : propolis.

Miel d'eucalyptus.

G : pin, angélique, mauve, bourrache, cynorhodon, plantain, sureau.

J : radis noir, chou, pomme de terre, orange, cassis, cresson.

HE : niaouli, pin, thym, menthe, eucalyptus, serpolet, sauge, lavande.

Rougeole

Maladie infantile, infectieuse, contagieuse, épidémique qui provoque une éruption de boutons et de la fièvre.

M : propolis, gelée royale, germe de blé, pollen, levure de bière, ferments lactiques.

Miels de thym, d'eucalyptus, de lavande.

G : cynorhodon, reine-des-prés, sureau, violette, tilleul, ail, bardane, prêle, chiendent.

J : orange, carotte, cerise, cassis, pamplemousse.

HE : cannelle, girofle, thym, lavande, eucalyptus.

Rubéole

Maladie infantile, infectieuse, contagieuse, épidémique qui provoque une éruption de boutons et de la fièvre ; très voisine de la rougeole.

Voir *Rougeole.*

Salpingite

Inflammation des trompes de l'utérus, d'origine infectieuse, provoquant des pertes nauséabondes.
Voir *Métrite.*

Scarlatine

Maladie infantile, infectieuse, contagieuse qui provoque une éruption de boutons et de la fièvre.
Voir *Rougeole* (mêmes indications).

Sciatique

Pénible douleur qui s'étend à tout le membre inférieur, de la hanche au pied, sur le trajet du nerf sciatique.
M : algues.
Miel de bruyère.
G : harpagophytum, aubier de tilleul, moule, ail, bruyère, chiendent, frêne, bardane, sureau, reine-des-prés.
HE : genièvre, citron, oignon, menthe, lavande, eucalyptus.
J : pissenlit, ortie.

Séborrhée

Accroissement de la sécrétion des glandes sébacées.
Voir *Cheveux.*

Sénescence

Affaiblissement de l'organisme provoqué par la vieillesse.
M : gelée royale, organolysat de poissons, pollen, ginseng, germe de blé, levure de bière, A.D.N., ferments lactiques, algues, plasma de Quinton.

Miels de bourrache, d'onagre.

G : éleuthérocoque, dolomie, poudre d'huître, perle fine, corne de cerf.

J : carotte, orange, radis noir, chou.

HE : sarriette, sauge, thym, romarin.

Sevrage

Pour tarir le lait des nourrices à la fin de la période d'allaitement.

G : artichaut.

J : cerfeuil, persil.

HE : sauge, menthe.

Sinusite

Inflammation des sinus.

M : propolis, eucalyptus, thym.

G : pin, bourrache, plantain, tussilage, violette, mauve, angélique, millepertuis.

J : radis noir, cerfeuil, chou, orange.

HE : niaouli, menthe, sauge, thym, serpolet, girofle, pin, eucalyptus.

Somnolence

Demi-sommeil, assoupissement, généralement après les repas.

Voir *Digestion difficile.*

Spasmophilie

État d'hyperexcitabilité nerveuse proche de la tétanie.

M : chlorure de magnésium, plasma de Quinton, eau de mer, algues, germe de blé.

G : dolomie, farine d'os, foie de flétan, poudre d'huître, prêle, aubépine, tilleul.
J : chou, artichaut, orange.
HE : lavande, mélisse, marjolaine, sauge.

Stomatite

Inflammation de la muqueuse de la bouche.
M : propolis.
G : guimauve.
J : myrtille.
HE : géranium, sauge, citron.

Surmenage

État d'un organisme fatigué, nerveusement et physiquement, à cause d'un excès de travail, de soucis, de responsabilités.
Voir *Nervosité.*

Tabagisme

Intoxication progressive de l'organisme par l'abus du tabac.
G : aubépine, acérola, chiendent.
J : artichaut.
HE : sauge, sarriette, anis.

Tachycardie

Accélération du rythme cardiaque provoquant des palpitations. Il y a nécessité de consulter un cardiologue.
Voir *Cœur (maladies du).*

Tænia

Ver plat, de grande taille, parasitant l'intestin humain, souvent appelé « ver solitaire ».

Voir *Parasites intestinaux.*

Thrombose

Obturation plus ou moins totale d'un vaisseau sanguin due à la formation d'un caillot.

Voir *Artérite.*

Toux

Expiration brutale due à une inflammation des voies respiratoires.

M : propolis, ginseng.

Miels de thym, d'eucalyptus, de serpolet.

G : tussilage, violette, mauve, guimauve, bourrache, angélique, sureau, millepertuis.

J : radis noir, pomme de terre, chou, cerfeuil, orange, cassis.

HE : eucalyptus, thym, pin, serpolet, lavande, niaouli, menthe, sauge.

Toxicose

Affection aiguë du nourrisson, très grave, se traduisant par des vomissements et une forte diarrhée.

Nécessite une hospitalisation d'urgence avec réhydratation.

Trachéite

Inflammation de la trachée artère provoquant toux et glaires épaisses.

M : propolis.
Miel d'eucalyptus.
G : tussilage, mauve, violette, bourrache.
J : radis noir, pomme de terre, orange.
HE : niaouli, eucalyptus, pin, thym.

Transpiration excessive

Sécrétion anormale de sueur par les glandes sudoripares, principalement des mains, des pieds et des aisselles.
G : prêle, genièvre.
HE : sauge, cyprès, thym, eucalyptus.

Ulcère de l'estomac

Plaie de la muqueuse de l'estomac qui évolue en « creusant ».
M : argile, propolis.
Miels de thym, de serpolet.
G : mauve, ortie, guimauve, violette, chiendent, carvi, coriandre.
J : pomme de terre, chou, carotte, pomme.
HE : géranium, citron, thym, camomille, serpolet, menthe, estragon.

Urémie

Intoxication de l'organisme par rétention excessive d'urée dans le sang.
G : oignon, bruyère, frêne, reine-des-prés, chiendent.
J : pissenlit, céleri, artichaut, chou, pomme, raisin, tomate.
HE : citron, romarin, genièvre, sauge.

Urticaire

Éruption provoquée par une allergie avec démangeaisons.
Voir *Dermatoses.*

Vaginite

Inflammation de la muqueuse du vagin.
M : propolis, argile.
G : mauve.
J : pomme de terre, chou.
HE : eucalyptus, niaouli, thym, sauge.

Varices

Dilatation anormale d'une veine.
Miel de châtaignier.
H : bourrache.
G : vigne rouge, mille-feuille, sarrasin, prêle, gui, hamamélis.
J : pomme de terre, cerfeuil, ortie, myrtille.
HE : cyprès, ail, oignon, citron.

Varicelle

Maladie infantile infectieuse, contagieuse, épidémique qui provoque une éruption de boutons et de la fièvre.
Voir *Rougeole* (mêmes indications).

Vertiges

Trouble de l'équilibre provoquant des étourdissements.
Miel d'aubépine.
G : armoise, tilleul, camomille.

J : orange, cassis.
HE : mélisse, menthe, sauge, verveine, lavande, basilic, romarin.

Vue (troubles de la)

H : foie de flétan, foie de morue.
G : cynorhodon, cerfeuil, pissenlit, alfafa, laitance de poisson.
J : myrtille, carotte, épinard.
HE : romarin.

Zona

Éruption d'origine virale sur le trajet de certains nerfs.
M : propolis, germe de blé, levure de bière, chlorure de magnésium, plasma de Quinton.
G : bruyère, bardane, pensée sauvage.
J : chou, pissenlit, ortie.
HE : lavande, géranium, sauge, thym, romarin, oranger.

notes personnelles

ANNEXE

Les additifs alimentaires

1. Comment faire le bon choix

Nous répétons toujours la même chose dans chacun de nos livres mais, dans celui-ci, notre leitmotiv se justifie davantage encore puisque sa lecture doit vous inciter à être exigeant et sélectif dans vos achats, en fonction des menus que vous souhaitez composer et selon votre hygiène alimentaire propre : **choisissez toujours, quand vous le pouvez, des aliments naturels, non traités, si possible d'origine biologique, non raffinés, sans colorants ni conservateurs.** Mieux que tout discours, nous allons prendre un exemple simple qui va mettre en valeur la nécessité de toujours faire le bon choix quand vous achetez vos produits alimentaires.

Nous allons prendre l'exemple de l'huile. Apparemment, vous ne vous rendez compte de rien. L' « histoire » de l'huile que vous voyez dans sa bouteille, sur le rayon du magasin, n'est pas écrite sur l'étiquette, et pour cause... Pourtant, avant d'être mise en bouteille, cette pauvre huile a subi bien des épreuves ! C'est une triste histoire, tant pour l'huile que pour vous, consommateur. La voici, elle est édifiante.

Autrefois, pour fabriquer de l'huile, on pressait les graines (ou les fruits) entre les meules en pierre d'un moulin, tout simplement. Aujourd'hui, dans les huileries modernes, cela n'est plus tout à fait la même chose. On extrait l'huile des graines oléagineuses avec des solvants chimiques : trichloréthylène, hexane, acétone, éthanol, isopropanol... Cette opération se fait à haute température.

Ensuite, on procède à la démucilagination, c'est-à-dire à l'élimination des impuretés qui se trouvent dans l'huile après son extraction au moyen des solvants. Cette opération s'effectue en présence d'acide sulfurique ; puis on fait barboter de la vapeur d'eau dans l'huile chauffée à 100° avant d'éliminer les impuretés par centrifugation. On procède alors à la neutralisation de l'huile avec de la soude caustique.

Commence ensuite sa décoloration avec du bioxyde de chlore, du bichromate de potassium ou de thiosulfate de sodium. Après cela, c'est la désodorisation en présence de sulfure de zinc.

Le comble de tout est qu'ensuite on procède à la *recoloration* de cette huile pour lui donner un bel aspect ; on emploie alors curcumine, lactoflavine, acide carminique, orcéine, caroténoïdes et xantophylles !

Au bout du compte, avec toutes les triturations qui ont agressé cette malheureuse huile, le produit qui se trouve en bouteille n'a plus qu'un lointain rapport avec le produit initial, vierge de toute agression chimique. Dans cette histoire, l'huile a perdu une grande partie de son identité, c'est-à-dire de ses valeurs nutritives. En particulier, les phospholipides ont été éliminés lors de la démucilagination et de la neutralisation (1). Quel dommage ! Quelle erreur ! Quelle tristesse !

Mais alors, existe-t-il une solution, une alternative ? Bien sûr ; on trouve dans les magasins de produits naturels et diététiques des **huiles vierges, obtenues par simple pression à froid**, riches de la totalité de leurs valeurs nutritives. Alors, faites le bon choix ; dans ces magasins on vend des produits authentiques, qui n'ont pas été trafiqués par les « sorciers » de l'industrie alimentaire... les « apprentis sorciers » devrait-on dire, car à manipuler comme ils le font nos aliments, n'hypothèquent-ils pas notre avenir, notre santé ? La dernière mode, le fin du fin, c'est l'irradiation des aliments pour améliorer leur conservation ; oui, vous avez bien lu : I.R.R.A.D.I.A.T.I.O.N. !

Après l'accident de Tchernobyl, au printemps 1986, espérons que le bon sens l'emportera et que les associations de consommateurs sauront mobiliser l'opinion contre cette dangereuse et stupide irradiation des produits alimentaires.

Les tableaux qui suivent doivent également vous guider dans vos achats ; nous ne le dirons jamais assez : lisez et relisez les étiquettes, votre santé en dépend.

---

1. Voir l'ouvrage d'Alain Saury : *Les Huiles végétales d'alimentation* (épuisé).

2. Les colorants

Les colorants sont contestés et contestables. Grâce à l'action des associations de consommateurs depuis une vingtaine d'années, nous sommes clairement informés à leur sujet. Il suffit de lire régulièrement (en s'abonnant) les revues *Que choisir ?* et *50 Millions de consommateurs.*

Nous-même, dès 1971 dans le cadre de l'association que nous avions fondée alors (Association pour la connaissance et le respect de la nature, A.C.R.N.), nous avons mené croisade contre les colorants, certains étant réellement très nocifs pour la santé. Si certains ont, depuis, été interdits, on le doit à l'action de sensibilisation de l'opinion menée sans relâche ces dernières années par toutes nos associations (2).

Lorsque l'on met un colorant jaune dans un gâteau sans œuf pour suggérer au consommateur qu'il contient de l'œuf, c'est une duperie. Les produits vendus en magasins de produits diététiques sont sans colorants. Ils n'ont pas le même aspect que les produits vendus dans le commerce traditionnel, mais demandez donc à votre estomac ce qu'il en pense !

---

2. Voir l'ouvrage d'Henri-Charles Geffroy : *L'Alimentation saine* (Éditions Dangles).

N° C.E.E.	NOMS	COULEURS	REMARQUES
E 100	Curcumine	Jaune	Produit naturel (curcuma) ou produit chimique. Innocuité toxicologique.
E 101	Lactoflavine (riboflavine)	Jaune	Produit naturel (lait, foie, jaune d'œuf) ou produit chimique. Innocuité toxicologique.
E 102	Tartrazine	Jaune	Produit chimique dangereux pour la santé. Risque important d'allergie.
E 103	Chrysoïne S	Jaune	Produit chimique dangereux pour les enfants. Interdit en France.
E 104	Jaune de quinoléine	Jaune	Produit chimique. Innocuité controversée. Suspect. Dans le doute, s'abstenir.
E 105	Jaune solide	Jaune	Produit chimique dangereux. Risque d'allergie. Interdit en France.
E 110	Jaune orangé	Orange	Produit chimique dangereux. Risque d'allergie grave. A éviter absolument.
E 111	Orangé GGN	Orange	Produit chimique dangereux. A ne pas consommer. Interdit en France.
E 120	Cochenille	Rouge	Produit naturel (insecte) ou produit chimique. Risque d'allergie non négligeable. A éviter pour les enfants.
E 121	Orseille	Rouge	Produit naturel (lichen) ou produit chimique dangereux. Interdit en France.
E 122	Azorubine	Rouge	Produit chimique. Innocuité controversée. S'abstenir pour le moment.
E 123	Amarante	Rouge	Produit chimique très dangereux. Risque d'allergie ; serait cancérigène. Interdit en France.
E 124	Rouge cochenille	Rouge	Produit chimique dangereux. Risque d'allergie. A éviter.
E 125	Écarlate GN	Rouge	Produit chimique. Risque important d'allergie. Interdit en France.
E 126	Ponceau GR	Rouge	Produit chimique. Risque important d'allergie. Interdit en France.
E 127	Erythrosine	Rouge	Produit chimique. Innocuité controversée. Suspect. Dans le doute, s'abstenir.

N° C.E.E.	NOMS	COULEURS	REMARQUES
E 130	Bleu antraquinonique	Bleu	Produit chimique. Grande controverse à son sujet. Interdit en France.
E 131	Bleu patenté V	Bleu	Produit chimique. Innocuité mal connue.
E 132	Indigotine	Bleu	Produit chimique. Innocuité mal connue. Dans le doute, s'abstenir.
E 140	Chlorophylles	Vert	Produit naturel (plantes vertes). Innocuité toxicologique.
E 141	Complexes cuivriques des chlorophylles	Vert	Produit chimique. Innocuité mal connue. A éviter.
E 142	Vert acide brillant	Vert	Produit chimique. Serait cancérigène. A éviter à tout prix.
E 150	Caramel ammoniacal	Brun	Produit naturel (sucre). Innocuité mal connue. S'abstenir.
E 151	Noir brillant	Noir	Produit chimique certainement toxique. A éviter.
E 152	Noir 7984	Noir	Produit chimique dangereux. Interdit en France.
E 153	Charbon végétal	Noir	Produit naturel (végétaux). Innocuité toxicologique.
E 160	Caroténoïdes	Nuances diverses	Produit naturel (plantes). Innocuité toxicologique.
E 161	Xanthophylles	Nuances diverses	Produit naturel (plantes). Innocuité toxicologique.
E 162	Bétanine	Nuances diverses	Produit naturel (betterave). Innocuité toxicologique.
E 163	Anthocyanes	Nuances diverses	Produit naturel (fruits, légumes). Innocuité toxicologique.
E 170	Carbonate de calcium	Blanc	Produit naturel (craie). Innocuité toxicologique.
E 171	Bioxyde de titane	Blanc	Produit chimique. Innocuité mal connue. Dans le doute, s'abstenir.

3. Les conservateurs

On appelle « conservateurs » les substances qui empêchent les aliments de moisir et de fermenter. Ils empêchent les micro-organismes présents dans les aliments de se développer, ce qui évite moisissures et fermentations. On les appelle encore : *agents antibiotiques, antiseptiques, bactéricides, bactériostatiques, inhibiteurs, préservatifs, stabilisants.* Ces conservateurs agissent soit en acidifiant l'aliment (lesquels se conservent mieux en milieu acide : par exemple, on conserve les cornichons dans le vinaigre), soit en modifiant notablement la composition de l'aliment en réduisant sa teneur en eau par addition massive de sel ou de sucre (c'est le principe de fabrication des charcuteries ou des confitures).

N° C.E.E.	NOMS	ALIMENTS CONCERNÉS	REMARQUES
E 200 E 220 E 202 E 203	Acide sorbique. Sorbate de sodium. Sorbate de potassium. Sorbate de calcium.	Yaourts, pruneaux, vins, laits fermentés.	Produits naturels (sorbier) ou produits chimiques. Innocuité toxicologique.
E 210 à E 218	Acide benzoïque et dérivés.	Caviar, crevettes.	Produits chimiques dangereux. Risques d'allergie. Seraient cancérigènes. A éviter à tout prix.

N° C.E.E.	NOMS	ALIMENTS CONCERNÉS	REMARQUES
E 220 E 221 E 222 E 223 E 224 E 225 E 226 E 227	Anhydride sulfureux. Sulfite de sodium. Bisulfite de sodium. Disulfite de sodium. Disulfite de potassium. Disulfite de calcium. Sulfite de calcium. Bisulfite de calcium.	Confitures, gelées, jus de fruits, cidre, vin, bière, moutarde, caramels, poissons séchés.	Produits chimiques. Irritent le tube digestif. Contrarient la fixation de la vitamine B. Responsables d'allergies. A éviter si possible.
E 230 E 231 E 232 E 233	Diphényle. Orthophénylphénol. Orthophénylphénate de sodium. Thiabendazole.	Traitement en surface des agrumes (citrons, oranges, pamplemousses).	Produits chimiques. Innocuité mal connue. Pénètrent dans les fruits et ne sont pas éliminés par simple lavage. Consommer des agrumes non traités.
E 236 à E 238 E 239	Acide formique et dérivés. Hexaméthylènetétramine.	Exclusivement le fromage « Provolone ».	Produits chimiques dangereux. Seraient cancérigènes. Interdits en France.
E 240 E 241	Acide borique. Tétraborate de sodium.	Caviar.	Produits chimiques dangereux. Interdits en France.
E 250 E 251 E 252	Nitrite de sodium. Nitrate de sodium. Nitrate de potassium.	Charcuterie.	Produits chimiques. Innocuité mal connue mais vraisemblable. A éviter si possible.
E 260 à E 263	Acide acétique et dérivés.	Pain industriel.	Produits chimiques. Innocuité mal connue. Interdits en France.
E 270	Acide lactique.	Sodas, limonade, fromages, pain, laits pour enfants, confiseries.	Produit chimique peu recommandé aux enfants. A éviter si possible.
E 280 à E 282	Acide propionique et dérivés.	Pain de mie.	Produits chimiques. Innocuité mal connue. Interdits en France.
E 290	Anhydride carbonique.	Boissons gazeuses.	Produit chimique. Ralentit la digestion. A éviter si possible.

4. Les antioxydants ou antioxygènes

On appelle « antioxydants » ou « antioxygènes » les substances qui empêchent l'oxydation des aliments et toutes les modifications organoleptiques qui découlent de cette oxydation : rancissement des huiles, du beurre et de toutes les substances qui contiennent des corps gras, ou bien changement de coloration de la viande, de la charcuterie, des fruits secs...

Pour comprendre l'action des antioxydants, prenons l'exemple de la pomme. Si nous la coupons en lamelles disposées sur une assiette, nous constatons qu'au bout de quelques minutes la pomme commence à brunir. Au bout de plusieurs jours, elle devient carrément marron foncé. Or, la pomme séchée vendue dans le commerce traditionnel est blanche. Les antioxygènes ont fait leur œuvre : la pomme a le même aspect que si elle venait juste d'être cueillie, alors que sa récolte remonte peut-être à plusieurs mois !

N° C.E.E.	NOMS	ALIMENTS CONCERNÉS	REMARQUES
E 300 à E 304	Acide ascorbique et dérivés.	Beurre, bière, sirops de fruits, lait concentré et en poudre, conserves, sauces, condiments, charcuterie.	Produits chimiques. Pas d'inconvénients à doses modérées. Ne pas en abuser.
E 306	Tocophérol.	Produits diététiques.	Produit naturel (vit. E). Intérêt diététique certain.
E 307 E 308 E 309	Alpha-tocophérol. Gamma-tocophérol. Delta-tocophérol.	Produits diététiques.	Produits chimiques. Innocuité toxicologique, mais interdits en France tout de même.
E 311 E 312	Galate d'octyle. Galate de dodécyle.	Huiles, graisses, potages en sachets.	Produits chimiques. Sensibilisation cutanée à forte dose. A éviter si possible.
E 320 E 321	BHA : butylhydroxyanisol. BHT : butylhydroxytoluène.	Flocons de pommes de terre, purée en sachets.	Produits chimiques. Élèvent le taux de cholestérol sanguin. A éviter si possible.
E 322	Lécithine.	Chocolat, lait en poudre, margarine.	Produit naturel (soja, jaune d'œuf). Intérêt diététique certain.
E 325 E 326 E 327	Lactate de sodium. Lactate de potassium. Lactate de calcium.	Fromages fondus, confiseries.	Produits chimiques. Innocuité toxicologique. Consommation modérée chez les enfants.
E 330 à E 333	Acide citrique et dérivés.	Confitures, gelées, sirops, crevettes, fromages, pain de seigle, laits pour enfants, moutarde, pruneaux, confiseries, boissons gazeuses.	Produits chimiques. Sensibilisation cutanée à fortes doses. A consommer modérément.
E 334 à E 337	Acide tartrique et dérivés.	Fromages fondus, moutarde, confiseries, confitures, gelées, sirops.	Produits chimiques. Innocuité toxicologique.

5. Émulsifiants, stabilisants, épaississants et gélifiants

Ce sont les substances dites « agents de texture » que l'on retrouve très souvent sur les emballages des produits alimentaires. Ces agents de texture ont pour but de donner du volume, de la tenue ou du moelleux aux produits pour la fabrication desquels ils sont utilisés.

Par exemple, sans épaississant ni gélifiant au fort pouvoir hygroscopique (certaines algues marines en particulier), les flans ne « prendraient » pas en refroidissant.

Autre exemple : sans l'utilisation d'émulsifiants, on ne pourrait pas faire de mayonnaise qui « tienne » durant des mois. Les émulsifiants, en permettant de rendre homogène le mélange de deux éléments non miscibles (ici l'huile et le jaune d'œuf), donnent de la tenue et de la stabilité aux préparations.

D'une façon générale, ces agents de texture sont moins nocifs que les colorants, conservateurs ou antioxydants.

N° C.E.E.	NOMS	ALIMENTS CONCERNÉS	REMARQUES
E 338 à E 341	Acide orthophosphorique et dérivés.	Charcuterie, jambon, fromages fondus, boissons gazeuses.	Produits chimiques. Freinent la digestion. A éviter si possible.
E 400 à E 405	Acide alginique et dérivés.	Entremets, flans, desserts, crèmes, charcuterie.	Produits naturels (algues). Innocuité toxicologique.
E 406	Agar-agar.	Glaces.	Produit naturel (algue). Intérêt diététique.
E 407 E 408	Carraghénates. Furcelleran.	Glaces, desserts, jus de fruits, confiserie, biscuiterie.	Produit naturel (algues). Innocuité toxicologique.
E 410 E 411 E 412	Farine de caroube. Farine de tamarin. Farine de guar.	Glaces, pâtisseries.	Produits naturels (végétaux). Intérêt diététique.
E 413 E 414	Gomme adragante. Gomme arabique.	Confiseries, pâtisseries.	Produit naturel (plante). Innocuité toxicologique.
E 420 E 421 E 422	Sorbitol. Mannitol. Glycérol.	Produits diététiques, pâtisseries, confiseries.	Produits naturels ou chimiques. Innocuité toxicologique.
E 440	Pectine.	Confitures, gelées, entremets, flans, desserts, glaces.	Produit naturel (pomme). Intérêt diététique.
E 450	Polyphosphate de sodium, polyphosphate de potassium.	Charcuterie, fromages fondus.	Produits chimiques. Contrarient la digestion. A consommer modérément.
E 460 à E 466	Cellulose microcristalline et dérivés.	Produits diététiques.	Produits chimiques. Provoquent des perturbations digestives. A consommer modérément.
E 470 à E 477	Sels de sodium, potassium et calcium des acides gras alimentaires.	Exclusivement biscottes de type « néerlandais ».	Produits chimiques. Contrarient la digestion. A consommer modérément.
E 480 à E 483	Acide stéaroyl-2 lactylique et dérivés.	Pain.	Produits chimiques. Innocuité mal connue. Interdits en France.

6. Autres additifs alimentaires sans numéros de la C.E.E.

Glutamate de sodium.	Sel de table, potages en sachets, tous les produits salés.	Produit chimique. Augmente l'envie de manger. A consommer modérément.
Ferrocyanure de sodium. Ferrocyanure de potassium.	Sel de table, vin rosé, vin blanc.	Produits chimiques. Innocuité mal connue. A éviter.
Manganitrile de fer.	Sel de table.	Produit chimique. Innocuité certaine. A éviter.

Bibliographie

Widdowson C. : *The Composition of Foods* (Medical Research Council, Londres, 1960).

Watt, Merril et Saington : *Composition of Foods* (U.S. Department of Agriculture).

Dowell P. et Bailey A. : *The Book of Ingredients* (Dorling Kindersley Pub., Londres, 1980).

Chatfield C. : *Tables de composition des aliments* (F.A.O., 1954).

Geigy (Sté) : *Tables de composition des aliments* (Tables scientifiques, Documentation Geigy, Bâle, Suisse).

Dupin H. : *Apports nutritionnels conseillés pour la population française* (Éditions Techniques et Documentation, 1981).

Randoin L. : *Tables de composition des aliments* (Éditions Jacques Lanore, 6e édition, 1985).

Randoin L. : *Les Rations alimentaires équilibrées* (Éditions Jacques Lanore, 13e édition, 1983).

Peeters E.G. : *Le Guide de la diététique* (Marabout, 1977).

Thoulon-Page C. : *Pratique diététique courante* (Masson, 1982).

Apfelbaum M., Forrat C. et Nillus P. : *Diététique et nutrition* (Masson, 1982).

Binet C. : *Vitamines et vitaminothérapie* (Dangles, 1981) et *Oligo-éléments et oligothérapie* (Dangles, 1981).

Passebecq A. : *Votre santé par la diététique et l'alimentation saine* (Dangles, 1976).

Lyon J. : *Le Grand Livre des vitamines* (Hachette, 1985).

Aubert C. : *L'Assiette aux céréales* (Terre vivante, 1983).

Bérard L. : *Guide du savoir manger* (Larousse, 1985).

Chernet D. : *Les Protéines végétales* (Dangles, 1986).

Darrigol J.-L. : *Le Miel pour votre santé* (Dangles, 1979) et *Les Céréales pour votre santé* (Dangles, 1978).

De Rosnay S. et J. : *La Mal Bouffe* (Olivier Orban, 1979).

Gentils R. et Jollivert P. : *L'Équilibre alimentaire* (Flammarion, 1979).
Comelade E. : *Hygiène alimentaire* (Éditions Jacques Lanore, 1979).
Geffroy H.-C. : *L'Alimentation saine* (Dangles, 1979).
Mérien D. : *Les Clefs de la nutrition* (Dangles, 1982).
Lecerf J.-M. : *Manger autrement* (Institut Pasteur, Lille, 1984).
Saury A. : *Manuel diététique des fruits et légumes* (Dangles, 1979).
Clergeaud C. et L. : *Les Huiles végétales alimentaires* (La Vie Claire, 1984).
Roig A. : *Dictionnaire des polluants alimentaires* (C.E.V.I.C., 1973).

La composition et l'impression de cet ouvrage
ont été réalisées par CLERC S.A.
18200 SAINT-AMAND - Tél. : 48-96-41-50
pour le compte des ÉDITIONS DANGLES
18, rue Lavoisier - 45800 ST-JEAN-DE-BRAYE

Dépôt légal Éditeur n° 1698 - Imprimeur n° 4617

Achevé d'imprimer en Mai 1991